Muhammad Usman Munir
Muhammad Saqlain

Avaliação da infertilidade feminina em idade reprodutiva e sua gestão

Muhammad Usman Munir
Muhammad Saqlain

Avaliação da infertilidade feminina em idade reprodutiva e sua gestão

Avaliação da infertilidade feminina: Causas, sintomas e seu tratamento

ScienciaScripts

Imprint

Cover image: www.ingimage.com

This book is a translation from the original published under ISBN 978-620-2-07302-8.

Publisher:
Sciencia Scripts
is a trademark of
Dodo Books Indian Ocean Ltd. and OmniScriptum S.R.L publishing group

120 High Road, East Finchley, London, N2 9ED, United Kingdom
Str. Armeneasca 28/1, office 1, Chisinau MD-2012, Republic of Moldova, Europe
Printed at: see last page
ISBN: 978-620-7-79695-3

ÍNDICE

RESUMO

Introdução: No Paquistão, a infertilidade não é considerada um problema de saúde, médico e social importante, sobretudo nas zonas rurais. Na Ásia, as mulheres são, em grande medida, insensíveis às questões da fertilidade e tendem a acusar a sua incapacidade de conceber de ser "a vontade de Deus" e de ser um azar. Estão ainda menos inclinadas a culpar os seus parceiros masculinos e afirmam que os seus cúmplices não têm problemas de fertilidade.

Objetivo e objectivos: O objetivo deste estudo sobre a infertilidade feminina em idade reprodutiva é realçar as causas da infertilidade e o seu tratamento em vários centros de infertilidade.

Material e método: A população do estudo era constituída por 100 doentes inférteis, seleccionados aleatoriamente. Os dados foram recolhidos em três cidades diferentes do Punjab, ou seja, Lahore, Gujranwala e Sialkot. Para a recolha de dados, foram visitados 5 hospitais do sector público e 10 hospitais privados e centros de infertilidade nas cidades de Punjab acima mencionadas. Foi elaborado um questionário que incluía todas as questões relativas à infertilidade, por exemplo, tipo, causas, testes de diagnóstico, tratamento, custos, etc. O questionário foi utilizado para recolher dados de doentes e ginecologistas. Os dados foram compilados e interpretados utilizando o Microsoft Word, 2010 e o Microsoft Excel, 2010. As interacções medicamentosas também foram verificadas utilizando o Medscape. O projeto está redigido no estilo Vancouver.

Resultados: A amostra foi constituída por 100 doentes inférteis. Apenas os casos de infertilidade confirmada foram incluídos no estudo. Todos os casos seleccionados não eram específicos da idade da doente. No presente estudo, a SOP foi considerada uma causa comum de infertilidade. Dos 100 doentes, 29 (29%) eram portadores de SOP. Foram efectuados vários testes de diagnóstico antes de iniciar o tratamento. Entre 100 doentes, 97 doentes (97%) estavam a fazer testes de diagnóstico, ao passo que 3 doentes (3%) estavam a receber tratamento sem testes de diagnóstico. O medicamento mais frequentemente prescrito foi o citrato de clomifeno, que foi prescrito a 56 doentes (56%) em 100 doentes. A metformina foi prescrita a 23 doentes (23%) e a bromocriptina a

Conclusão: Os ginecologistas devem encarar a infertilidade da mulher como um problema complexo e grave. Devem ser efectuados testes de diagnóstico adequados antes de iniciar o tratamento da infertilidade. É muito necessário prestar cuidados biomédicos preventivos e curativos no nosso país, onde a infertilidade ainda é considerada menos como um problema de saúde e mais como um problema social.

CAPÍTULO 1. INTRODUÇÃO

A infertilidade é um problema médico que afecta cerca de 8-10% dos casais em todo o mundo. A questão tem diferentes dimensões com consequências sociais, financeiras e culturais, que podem assumir uma dimensão alarmante em países com problemas demográficos sólidos. Recentemente, um número crescente de casais com esterilidade opta pela tecnologia de reprodução assistida (ART). Uma ocasião muito importante na vida de cada ser humano é a maternidade e a educação dos filhos, que está fortemente ligada a objectivos definitivos de realização, alegria e integridade familiar. É amplamente reconhecido que a presença humana atinge o seu ponto culminante através de um filho e satisfaz a necessidade de reprodução da pessoa. Infelizmente, a fertilidade humana é menor do que a de outras espécies animais **(Gnoth *et al.*, 2005; Benagiano, Bastianelli e Farris, 2006; Kelly-Weeder e Cox, 2006; Boivin *et al.*, 2007).**

Anteriormente, o controlo individual sobre os problemas de fertilidade era muito reduzido e os casais inférteis não tinham outra alternativa senão enfrentar a realidade. Curiosamente, embora hoje em dia a falta de fertilidade seja um problema geralmente normal que toca profundamente o espírito dos casais envolvidos, a ciência médica aumentou as probabilidades de oferecer respostas para o problema através da Reprodução Assistida. Em 1978, os óvulos humanos foram fertilizados com sucesso pela primeira vez em laboratório. Este sucesso foi um verdadeiro marco, pois ofereceu esperança e respostas concebíveis aos problemas dos casais inférteis. Além disso, a aplicação do método de reprodução assistida aumentou nos EUA após o primeiro parto bem sucedido através desta técnica em 1981 (Ombelet *et al.*, 2008). A infertilidade feminina pode ser encontrada num terço dos casos de infertilidade e a infertilidade masculina está associada a outro terço dos casos, enquanto noutros casos a causa é desconhecida ou tanto o parceiro masculino como o feminino estão envolvidos **(Boomsma, Keay e Mackion, 2007).**

Desde a criação do ser humano, a infertilidade tem sido, tanto a nível social como médico, a principal preocupação das mulheres. Nos tempos antigos, apesar da realidade de ser fértil, muitos casais tinham dificuldade em conceber. Os egípcios não discriminavam os sexos e sabiam que a dificuldade em conceber não era um castigo sobrenatural infligido pelos deuses, mas sim uma doença grave que devia ser tratada. Alguns dos documentos registados, há cerca de 1900 a.C., testemunham a existência de tratamento de doenças ginecológicas. Embora os conhecimentos dos egípcios sobre anatomia fossem, na sua maioria, fragmentários, podem encontrar-se referências ao aparelho reprodutor feminino (Lefebvre, 1952) e, segundo eles, o esperma tinha origem nos ossos (Sauneron, I960). A magia era utilizada para difundir a medicina; pensava-se que o Sekmet era o causador desta doença e os médicos eram considerados os seus sacerdotes. Assim, eram estes os deuses que tratavam as doenças relacionadas com o parto (Morice, 1992). Nephtys era uma deusa infértil famosa pelas mulheres inférteis. Nos registos egípcios, a infertilidade masculina também existe. Os egípcios tinham desenvolvido conhecimentos sobre o processo de diagnóstico para saber se uma mulher era infértil. Realizaram diferentes experiências com base na perceção de que os órgãos genitais eram consistentes com outras partes do corpo, especialmente o sistema digestivo, ou não. Este conceito prevaleceu durante um par de séculos e foi praticado sem qualquer perturbação pelo grego Hipócrates e por muitos médicos da Idade Média (Labat, 1951). A evidência do fascínio dos egípcios pela infertilidade é claramente revelada pelas estatuetas de concubinas, nas quais algumas mulheres nuas, deitadas na cama, têm um filho em posição fetal (Baines, 1986). Para as mulheres, estas estatuetas representavam a esperança da sua fertilidade e, para os homens, a garantia de serem sexualmente potentes no outro mundo.

Embora a medicina egípcia não tenha ganho muita reputação, não deixou de demonstrar a sua profunda preocupação e interesse genuíno pela feminilidade e pelas doenças com ela relacionadas.

Na Antiguidade, os judeus tinham de recorrer à Bíblia para explorar os conhecimentos da medicina. O pecado ancestral era praticado em todo o lado e as mulheres tinham muito mais restrições à sua liberdade. Nos preliminares do livro do Génesis, Deus ordena a Adão e Eva: "Sede fecundos, multiplicai-vos e enchei a terra". Nessa altura, a infertilidade masculina era ignorada e a infertilidade era considerada uma obscenidade. O livro do Génesis mostra que, quando Jacob se sente infeliz com a sua mulher Raquel, diz: "Estarei eu no lugar de Deus, que te negou o fruto do ventre?" No entanto, a gravidez é considerada a maior dádiva de Deus. Eva diz: "Recebi do Senhor um homem". Assim, todas elas desejaram os filhos com a perceção de que são concebidos pela vontade de Deus e declarados como Seus servos.

A Grécia foi o principal centro da medicina ocidental primitiva, mas Hipócrates revolucionou este domínio. Nasceu em 460 a.C. e lutou contra os chamados métodos médicos baseados na magia e em coisas hipotéticas. Concebeu um sistema médico que tinha as suas raízes no raciocínio racional e na lógica. Reconheceu a infertilidade como uma doença médica e reflectiu sobre a necessidade de ser diagnosticada e depois tratada. Apercebeu-se de que as mulheres não eram as únicas culpadas pela infertilidade. Hipócrates adquiriu experiência no conhecimento da doença da infertilidade, gerou teoricamente as suas possíveis causas e propôs várias categorias de tratamento.

Para alargar o poro interno do colo do útero apertado, utilizavam nitrito vermelho, cominhos e uma mistura de mel e resina. Outra forma de dilatar era deitar uma substância calmante através de uma sonda oca injectada no útero. Na época grega, o homem era considerado um "ser castigado" por ter parceiras inférteis, independentemente de todos os desenvolvimentos. Pensavam que todas as doenças tinham origem no útero. Segundo Platão e Aristóteles, as mulheres costumavam libertar uma secreção durante o ato sexual que era necessária para a fertilização.

Os romanos também davam igual importância aos deuses no que respeita à fertilidade. Os bispos (do referido deus) costumavam bater no abdómen das mulheres inférteis com uma tanga de pele de cabra em toda a cidade por ocasião da festa de Marte. Os especialistas médicos romanos pensavam que a mulher concebia logo após o ciclo menstrual. A razão da infertilidade antes da menstruação era a sobrecarga do útero. Segundo Galien (130-200 d.C.), as fases da lua influenciavam o ciclo menstrual. Na época romana, não se registou qualquer desenvolvimento razoável na terapia da infertilidade.

Até à época do Renascimento, o período bizantino e a Idade Média não tinham concebido qualquer outra tecnologia bem definida para diagnosticar e tratar a infertilidade.

Da Vince e outros ajudaram a substituir a ortodoxia mágica/sagrada pelo método científico racional. Em 1562, segundo Bartolomeo, a inserção de um dedo pelo parceiro masculino, no interior do colo do útero da mulher, foi considerada útil para aumentar as hipóteses de fertilização. Von Leeuwenhoek revelou o esperma através de um microscópio pela primeira vez em 1677. A descrição experimental da fertilidade foi apresentada por Smellie, em 1752.

O imenso trabalho de diagnóstico e tratamento da infertilidade foi efectuado em 19th e 20th século. Em 1898, a fertilização foi descrita como a união de um óvulo e um espermatozoide. Em 1898, a conclusão foi: "quando o espermatozoide se combina com um óvulo, ocorre a fertilização". Quase oitenta anos depois, em Inglaterra, houve um nascimento bem sucedido de um bebé através da técnica do tubo de ensaio, realizado em 1978. A Eastern Virginia Medical School, em Norfolk, Virgínia, é reconhecida pelo nascimento da fertilização in vitro, liderada por médicos especialistas em fertilidade. Com estes enormes avanços nos últimos 25 anos, as mulheres deixaram de ser consideradas criaturas castigadas por Deus ou "homens castigados". Pelo contrário, estão a ser submetidas a um tratamento médico sério no que respeita à infertilidade. Em vez de serem assediadas e duramente repreendidas, são respeitadas e recebem atenção na sociedade e os seus problemas femininos estão a ser considerados medicamente. Se esta taxa de progresso continuar assim, podemos antecipar a nossa posição nos próximos 50 anos *{History of Infertility.www.acfs2000.com/history_of_mfertility.html.2010- 2012).*

CAPÍTULO 2. REVISÃO DA LITERATURA

A infertilidade é definida como a incapacidade de engravidar depois de tentar durante pelo menos 6 meses ou um ano, para mulheres com mais de 35 anos de idade, sem utilização de meios de controlo da natalidade e com relações sexuais normais **(Ombelet *et al.*, 2008).** A revisão da literatura é muito importante, uma vez que apresenta as descobertas de fundo e o problema atual do tema.

De acordo com um estudo do *National Survey of Family Growth (NSFG),* nos EUA, em 2002, quase 7,3 milhões ou 12% das mulheres em idade fértil procuraram serviços de aconselhamento e diagnóstico durante a sua vida. Estima-se que 1,1 milhões de mulheres ou mais procuraram ajuda medicinal para engravidar no ano anterior. Destas, cerca de 74% receberam aconselhamento, 59% efectuaram alguns testes, 46% receberam tratamento medicamentoso, 13% experimentaram IUI e 8% foram submetidas a cirurgia para obstrução das trompas, enquanto 3% utilizaram TARV.

Outro estudo do *CDC sobre a infertilidade nos Estados Unidos em 1988* revela que 6,7 mil ou 100% das mulheres receberam serviços de infertilidade. Entre os 100% de pacientes, 21 mil, ou seja, 31% das mulheres foram submetidas a testes, enquanto no nosso estudo 96% das pacientes foram submetidas a testes antes do início do tratamento. No estudo dos Estados Unidos, 28% das pacientes tomaram medicamentos para a ovulação, 6% fizeram IUI e 2% fizeram FIV. Em comparação, o nosso estudo mostra que 100% das pacientes estavam a tomar medicamentos para a ovulação, entre as quais 9% estavam a tomar medicamentos de segunda linha. No nosso estudo, 20% das doentes foram submetidas a ART. 16% das pacientes fizeram FIV e 4% fizeram IUI.

Estudos clínicos demonstraram que a infertilidade nas mulheres aumenta à medida que as mulheres envelhecem. A fertilidade diminui substancialmente após a idade de 35-40 anos. De acordo com um estudo realizado, *"Causes of infertility at reproductive age" (Causas de infertilidade em idade reprodutiva).* **(Roupa, 2009)**, que consistia em 110 mulheres inférteis, 64,5% das 110 participantes tinham 20-29 anos, 20,0% tinham 30-39 anos, 11,8% tinham 40-49 anos e 3,7%, ao passo que no nosso estudo 13% das 100 mulheres inférteis tinham 20-25 anos, 24% tinham 26-30 anos, 30% tinham 31-35 anos e 33% tinham mais de 35 anos.

Noutro estudo, *"Population study of causes, treatment, and outcome of infertility.* **(Hull *et al.*, 1985)** Incluíram 472 doentes, entre as quais 21% (97 mulheres) tinham insuficiência ovárica, 14% (68 mulheres) tinham lesões tubárias, 57% (27 mulheres) tinham endometriose e 28% (133 mulheres) tinham infertilidade inexplicada. Em comparação com os dados acima referidos, o nosso estudo registou 22% de mulheres com insuficiência ovárica, 2% com lesões tubárias, 3% com endometriose e 7% com infertilidade inexplicada. A diferença observada entre os dados dos diferentes estudos e os nossos resultados pode dever-se à diferença na população estudada.

De acordo com *os Centros de Controlo e Prevenção de Doenças (CDC)*, o custo de um ciclo de FIV é, em média, superior a 12 000 dólares, ao passo que no Paquistão é de 2,5 a 31ac por ciclo e a IUI custa 20 000 a 40 000 rupias por ciclo.

2.1 Epidemiologia

A infertilidade é uma doença grave em todo o mundo. A nível mundial, a infertilidade pode dever-se principalmente a doenças tubárias causadas por infecções como a tuberculose, a gonorreia e a clamídia.

De toda a população em idade reprodutiva, cerca de 10-15% dos indivíduos têm infertilidade potencial, o que resulta em cerca de 2 400 000 pessoas inférteis no Japão **(Kubo, 2009).**

Na Índia, estima-se que o censo de 1981 tenha registado cerca de 4-6% de infertilidade. De acordo com a análise global do World Fertility Survey, a mesma taxa de infertilidade é registada em diferentes países do sul da Ásia, sendo de 4% (Bangladesh), 6% (Nepal), 5% (Paquistão) e 4% (Sri Lanka) **(M, 1984)[12,13].**

Na África Austral e Central, onde 1 em cada 3 mulheres é infértil, estima-se que a taxa de infertilidade seja a mais elevada do mundo. Nos países industrializados, cada 1 em cada 6 casais está a receber orientação médica sobre questões de infertilidade. Estima-se que 2,1 milhões de casais estejam a enfrentar problemas de infertilidade nos EUA. Cerca de 8% de todos os casais que não têm filhos procuram instalações de fertilidade em 2006. Além disso, foi anunciado que na América do Norte 15% das mulheres utilizaram administrações de infertilidade mais cedo ou mais tarde na vida. Metade dos casos são de etiologia feminina, 18,5% dos casos são de etiologia masculina, 18,4% dos casos são de etiologia combinada feminina e masculina e 12% dos casos não são de etiologia do parceiro.

Um estudo realizado pela Organização Mundial de Saúde (OMS) em 7 273 casais inférteis revelou que 41% dos casos se deviam a questões femininas, 24% a factores femininos e masculinos, 24% a questões exclusivamente masculinas e 11% a razões desconhecidas **(Kubo, 2009).**

2.2 Situação global

A infertilidade é um problema que afecta mulheres e homens em todo o mundo. Apesar de as avaliações das taxas de ocorrência de infertilidade não serem tão precisas, e mudarem entre as nações e populações distintas dentro das nações, em todo o mundo cerca de 8% - 12% dos casais se deparam com algum tipo de problema de fertilidade em meio à sua vida conceitual. A nível mundial, 50 a 80 milhões de pessoas enfrentam problemas de fertilidade. Independentemente do facto de a infertilidade influenciar tanto as mulheres como os homens, as mulheres, especialmente nos países em vias de criação, são regularmente as únicas responsáveis pelo casamento sem filhos.

Um estudo da OMS sobre 9.000 casais inférteis de 33 centros de 25 países criados e em criação, nos anos de 1980 e 1986, concluiu que o sexo masculino era a única razão ou o fator que contribuía para a esterilidade em mais de metade dos casais inférteis. Classificação geral da infertilidade nos países em desenvolvimento e desenvolvidos.[14] Quadro 1. Categorias gerais de infertilidade

Categoria	Gama do casal %
Apenas causas femininas	25 a 37
Apenas causas masculinas	8to22
Causas encontradas em ambos	21a38

Fisiologia do sistema reprodutor feminino

Num ciclo reprodutivo normal de 28 dias, um dos folículos do ovário feminino liberta um único óvulo que desce para a trompa de ovário e é fertilizado pelo espermatozoide masculino. Após a fertilização, o óvulo desce e incorpora-se no revestimento do útero, chamado endométrio, onde começa a crescer e a transformar-se num feto.

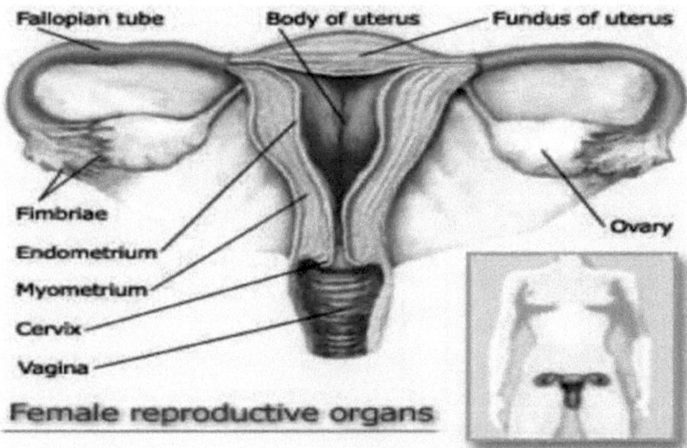

Figura 1

Ciclo menstrual:

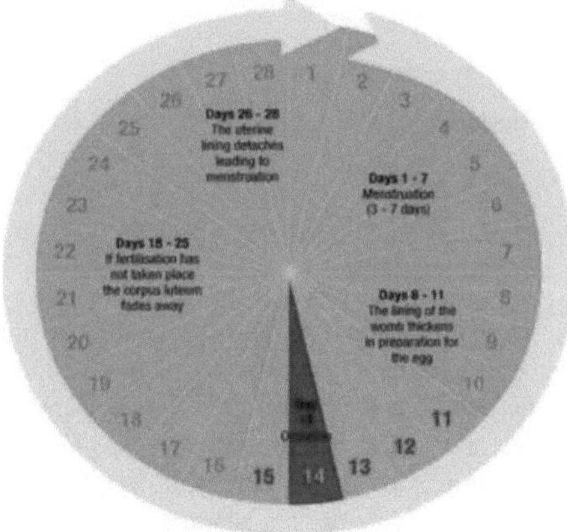

Figura 2

O processo reprodutivo é conduzido pelo ciclo menstrual de 28 dias da mulher. Existem 2 fases do ciclo menstrual.

- Fase folicular (1-14 dias)

- Fase lútea (dias 15-28)

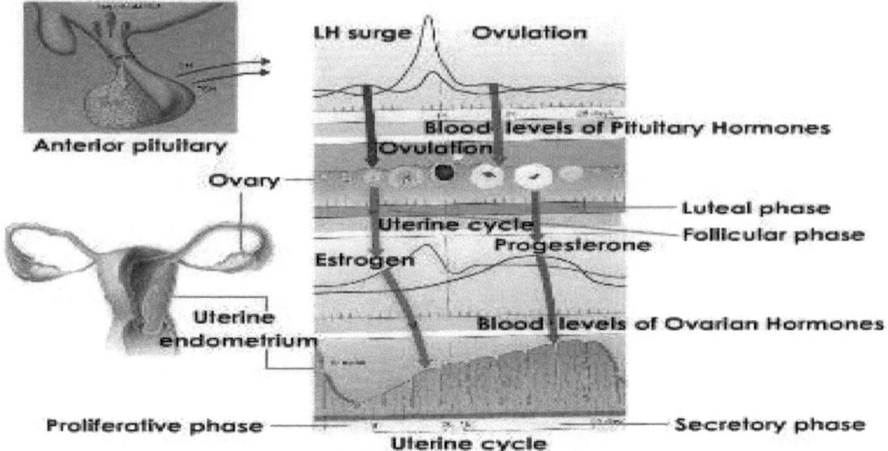

Figura 3

Várias enzimas controlam o ciclo, que são as seguintes

- FSH (hormona folículo-estimulante)
- LH (hormona luteinizante)
- Progesterona
- Estrogénio

Durante a fase folicular, o desenvolvimento de um saco cheio de líquido chamado folículo é estimulado pela FSH num dos dois ovários. O óvulo maduro é produzido pelo folículo. O estrogénio segregado pelo folículo em desenvolvimento prepara o fluido corporal cervical para receber o esperma do homem. A fase lútea ocorre após a ovulação. O corpo lúteo é o local onde o folículo se abre para descarregar o óvulo. A progesterona e o estrogénio produzidos pelo corpo lúteo são duas hormonas necessárias para o desenvolvimento e a manutenção do endométrio, no qual o óvulo fertilizado se fixa e se desenvolve.

Se a fertilização não ocorrer, a secreção de progesterona e estrogénio é interrompida pelo corpo lúteo. Isto resulta na rutura e destruição do revestimento do útero, o que dá início à menstruação na mulher. O óvulo atravessa o corpo da mulher e o ciclo começa de novo ***(Fertility - Home).***

1.1.1 FACTORES QUE AFECTAM A FERTILIDADE:

Existem vários factores de risco que são os mesmos para a infertilidade feminina e masculina. Estes podem incluir:

- **Idade:** O potencial de fertilidade diminui gradualmente nas mulheres com mais de 30 anos. Nas mulheres idosas, a infertilidade pode estar associada a um aumento das anomalias cromossómicas nos óvulos à medida que envelhecem ou a problemas médicos que podem afetar a fertilidade.
- **Fumar tabaco:** As mulheres fumadoras enfrentam mais abortos espontâneos. Os resultados positivos dos tratamentos de fertilidade podem ser reduzidos devido ao tabagismo. A possibilidade de um casal conseguir uma gravidez é reduzida se um dos parceiros fumar.
- **Consumo de álcool:** Para as mulheres, não existe um nível protegido de consumo de álcool durante a gravidez ou a conceção. O aumento do risco de malformações congénitas está associado ao

consumo de álcool e pode igualmente, em níveis directos a avassaladores, estar associado a dificuldades em engravidar.

- **Excesso de peso:** O excesso de peso e o estilo de vida sedentário estão associados à infertilidade nas mulheres americanas.

- **Estar abaixo do peso:** As mulheres com perturbações alimentares como a bulimia ou a anorexia nervosa e com dietas restritivas ou baixas em calorias estão em risco ***{Definição de infertilidade feminina).***

- **Utilização anterior ou atual de medicamentos:** Os contraceptivos como o Norplant ou o acetato de medroxiprogesterona de depósito também estão associados ao atraso da fertilidade nas mulheres.

1.1.2TIPOS DE INFERTILIDADE FEMININA

Existem dois tipos gerais de infertilidade feminina, a infertilidade feminina primária e a infertilidade feminina secundária. Também é classificada em mais dois tipos, ou seja, inexplicável e sub-fertilidade.

1. Infertilidade feminina primária:

A infertilidade feminina primária pode ser definida como uma dificuldade em conceber no caso de um casal que nunca concebeu um filho.

2. Infertilidade feminina secundária:

A infertilidade secundária é um caso em que o casal (o pai ou a mãe são pais biológicos) tem um filho antes, mas tem problemas em conceber de uma determinada vez.

3. Infertilidade feminina inexplicada:

Tal como o nome indica, é o caso de infertilidade em que o exame médico não revela qualquer causa específica de infertilidade feminina.

4. Sub-fertilidade:

O casal tem dificuldade em conceber em conjunto porque ambos os parceiros podem ter uma fecundidade reduzida. [14]

1.1.3CAUSAS DA INFERTILIDADE FEMININA

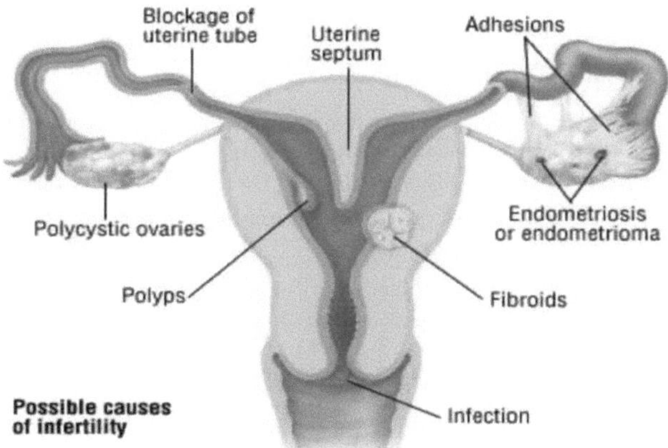

Figura 4

I) Causas da não ovulação

Os problemas ovulatórios são um destaque entre as razões mais conhecidas pelas quais as mulheres não conseguem conceber e representam 30% da infertilidade feminina. Felizmente, cerca de 70% dos casos podem ser tratados eficazmente com a utilização de medicamentos, por exemplo, Menogan/Repronex e Clomiphene. As razões para a falha da ovulação podem ser classificadas da seguinte forma:

- **Problemas hormonais:**

Estas são as causas mais conhecidas da anovulação. O processo de ovulação depende de uma complexa equalização de hormonas e das suas colaborações para ser frutífero e qualquer interrupção neste processo pode impedir a ovulação. Existem 3 fontes principais que explicam este problema **(Zarate *et al.*, 1973; 'Gonadotropin-releasing hormone deficiency in men: Diagnosis and treatment with exogenous gonadotropin-releasing hormone", 1990; Sigman, Lipshultz, LlandHowards, 1997; Buchter *et al.*, 1998).**

- **Ovários com cicatrizes:**

Os danos físicos nos ovários podem provocar uma ovulação falhada. Por exemplo, cirurgias amplas, invasivas ou numerosas, para quistos ovarianos repetitivos, podem fazer com que a cápsula do ovário fique visivelmente danificada ou com cicatrizes, com o objetivo final de que os folículos não se possam desenvolver legitimamente e a ovulação não aconteça. A infeção pode igualmente ter este efeito **(GLAZENER, KELLY e HULL, 1987; "Polycystic ovary syndrome", 2007).**

- **Menopausa prematura**

A menopausa prematura é uma razão invulgar e inexplicável para uma ovulação. Em algumas mulheres, a menstruação cessa e a menopausa começa antes da idade normal. Presume-se que, nestas mulheres, há um esgotamento do fornecimento regular de óvulos ou que este fenómeno ocorre mais frequentemente em atletas do sexo feminino com um historial de exercício extenso e peso corporal magro. Existe igualmente uma probabilidade hereditária para este estado **(Wilcox LS, 1993; Lee e Hanley, 1999).**

- **Problema com os folículos**

A síndrome do folículo não roto, embora atualmente inexplicada, apresenta-se em mulheres com um folículo normal, com um óvulo no seu interior, mas que não consegue romper-se todos os meses. Isto resulta na ausência de processo de ovulação, uma vez que o óvulo permanece no ovário **(Puri, P, Barton, D, 1985; van de Vrie W, Baggen MG, Visser W, Derkx FH, Morrel B, 1997).**

- **Síndrome dos ovários poliquísticos (SOP)**

A produção de hormonas androgénicas está altamente aumentada no corpo durante a SOP, o que influencia a ovulação. Existe uma associação entre a obesidade e a resistência à insulina e a SOP **(Dahlgren E, Johansson S, Lindstedt G, Knutsson F, Oden A, JansonPO, 1992).**

II)Causas do mau funcionamento das trompas de Falópio

Cerca de 25% dos casais inférteis são afectados por uma doença das trompas e esta varia muito, indo desde o bloqueio completo até à adesão média da trompa. A cirurgia é um tratamento comum da doença tubária, enquanto a terapia laser e o avanço da microcirurgia conduzem a uma taxa de sucesso global elevada de 30%, a taxa de sucesso é de 65% com alguns procedimentos específicos. As principais causas de danos nas trompas podem incluir:

- **Infeção:**

Os vírus e as bactérias são agentes causadores de infecções que se transmitem sexualmente e causam inflamações que provocam danos e cicatrizes. Um exemplo particular, Hydrosalpnix, é uma condição em que a trompa do ovário é ocluída em duas extremidades e o fluido é recolhido pela trompa **(Shevell *et aZ.*,2005).**

- **Doenças abdominais:**

A colite e a apendicite são as infecções abdominais mais frequentes, caracterizadas por infecções da cavidade abdominal que também influenciam a trompa do ovário e resultam em obstrução e cicatrização **(Healy DL, Trounson AO, 1994).**

- **Cirurgias anteriores:**

As cirurgias anteriores são razões importantes para a lesão da trompa e a doença tubária. A cirurgia abdominal ou pélvica pode causar alterações na trompa, tais como aderências que impedem a passagem do óvulo através da trompa **(Belker, A.M, 1991).**

- **Gravidez ectópica:**

Trata-se de uma gravidez que ocorre na própria trompa e que, independentemente da possibilidade de ser precisa e eficazmente ultrapassada, pode causar danos nas trompas e é uma condição concebivelmente perigosa **(Steptoe, Edwards e Purdy, 1980).**

- **Defeitos congénitos:**

Não é comum que as irregularidades das trompas das mulheres ao nascimento também estejam associadas a anomalias do útero **(Visscher, 1994).**

III) Endometriose

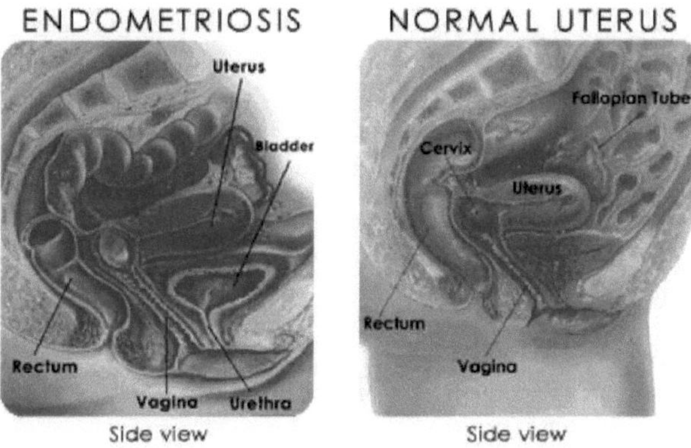

Figura 5

Estima-se que a endometriose afecta 10% dos casais inférteis. Cerca de 5 milhões ou 6-7% de todas as mulheres dos EUA são afectadas pela endometriose. De facto, 30-40% das pacientes afectadas pela endometriose são inférteis. Esta taxa de infertilidade é 2-3 vezes superior à taxa da população em geral. Nas mulheres afectadas pela endometriose, verifica-se uma diminuição de 12-36% na taxa mensal de fecundidade (possibilidade de engravidar) **(Hoxsey e Rinehart, 1997).**

A endometriose é caracterizada pelo crescimento excessivo do endométrio (revestimento do útero). O crescimento não ocorre apenas no útero, mas também abrange outras partes do abdómen, incluindo o peritoneu pélvico, a trompa de ovário e os ovários. A laparoscopia diagnóstica, um exame de diagnóstico que permite ao médico ver diretamente as trompas de ovário, a cavidade pélvica e o útero, é utilizada para um diagnóstico positivo. [3,11] A endometriose apresenta-se através dos seguintes sintomas: períodos menstruais longos, pesados e dolorosos, manchas pré-menstruais, urgência urinária e hemorragia rectal. Por vezes, as doentes são assintomáticas devido à ausência de associação entre a gravidade da doença e os sintomas. Os exames actuais demonstram que as taxas de gravidez não aumentam com o tratamento de endometriose insignificante **(H.Purcell R.N.(M.S.N.), 1992).**

IV) Factores adicionais

- Outras variáveis que podem causar infertilidade na mulher:

O útero anómalo é uma das principais causas de 10% dos casos de infertilidade feminina. Condições que incluem pólipos, adenomilose e fibróides podem resultar no bloqueio das trompas de ovário e do útero. O útero septado, uma anomalia congénita, pode levar à incapacidade de conceção ou a abortos espontâneos repetidos **(Rao, MandRao, 1977).**

O muco cervical é um dos principais problemas femininos, responsável por cerca de 3% dos casos de infertilidade nos casais. Deve ser em quantidade adequada e ter uma certa consistência para que os espermatozóides possam passar facilmente através dele. As anomalias do muco cervical estão normalmente associadas a desequilíbrios hormonais, especificamente demasiada progesterona ou muito pouco estrogénio **(Goldenberg e White, 1975).**

- **Factores comportamentais:**

Certos factores de estilo de vida e hábitos individuais são variáveis bem conhecidas que têm impacto na saúde; alguns destes mesmos factores podem limitar a capacidade de conceção de um casal. Felizmente, porém, um número significativo destes factores pode ser controlado para aumentar as probabilidades de conceção, bem como o bem-estar geral **(T.Schürmeyer L.Belkien U.A.Knuth E.Nieschlag, 1984; Pryor e Howards, 1987; Honig, S.C e Oates, 1994; Birdsall e Kennedy, 1996).**

- **Factores ambientais e profissionais:**

A exposição a diferentes produtos químicos ou toxinas no local de trabalho e as condições circundantes podem influenciar a capacidade de conceção. As toxinas reprodutivas são agentes que podem causar defeitos congénitos, mutações, esterilidade, infertilidade e abortos. Atualmente, nos EUA, as perturbações da infertilidade, o aborto espontâneo, a teratogénese e o aborto espontâneo estão entre as 10 principais doenças e lesões relacionadas com o trabalho. Apesar de existir um amplo debate sobre os efeitos dos venenos na fertilidade, 4 produtos químicos estão atualmente a ser geridos tendo em conta as suas interferências registadas na conceção **(TIETZE, 1957; ELipshultzM.D., 1981; Greene *et al.*, 1989).**

1.2 AVALIAÇÃO DA MULHER INFÉRTIL

História:

- No início da avaliação, deve ser efectuado um exame físico e um historial completo da medicação.
- Devem ser recolhidos dados adequados sobre a fertilidade, os antecedentes obstétricos e a história de investigações anteriores para evitar repetições desnecessárias.

História pessoal:

- *Idade:* A idade dos casais deve ser estimada se não for possível determinar a idade exacta.
- *Endereço e número de contacto:* Para efeitos de recolha e contacto, sempre que necessário.

Historial de infertilidade:

- Deve ser determinada a duração e a natureza da infertilidade, ou seja, primária ou secundária.

Historial conjugal:

- História dos casamentos, ou seja, números.

História pessoal:

- Dependência de drogas (heroína), tabagismo e consumo de álcool.

História conjugal:

• A frequência e as dificuldades do coito devem ser determinadas. Se o parceiro estiver fora de casa e só vier aos fins-de-semana, pode faltar o período fértil.

História ambiental e profissional:

• Hidrocarbonetos clorados, corantes orgânicos, exposição ao petróleo, mercúrio inorgânico e atividade física extrema.

História menstrual:

• Idade do primeiro período menstrual (menarca), uma vez que as perturbações ovulatórias podem estar associadas a uma menarca tardia.

• Mesmo as mulheres com menstruação normal podem ser indicadas como portadoras de doença dos ovários poliquísticos se o rácio entre a hormona luteinizante e a hormona folículo-estimulante for superior a 3:1.

• O aumento do nível de prolactina pode estar associado a oligomenorreia (ciclo superior a 42 dias).

• A menorragia e o pólipo podem provocar anovulação.

• A dismenorreia secundária pode levar à endometriose e ao útero fibroide.

História obstétrica:

• Os resultados de gravidezes anteriores, gravidez ectópica, abortos, gravidez molar, abortos espontâneos, hemorragias pós-parto extremas e história de sépsis pós-aborto podem levar a amenorreia.

1.3 TESTES DE DIAGNÓSTICO DA INFERTILIDADE

Os testes de fertilidade devem ser efectuados sobretudo se a idade da mulher for superior a 35 anos ou se algum dos parceiros tiver identificado factores de risco de infertilidade. Antes de qualquer tipo de teste invasivo na mulher, deve ser efectuado um exame do sémen do homem.

I) História médica e exame físico:

O exame físico e a recolha exaustiva da história clínica são o primeiro passo no diagnóstico da infertilidade.

• Problemas de estilo de vida (consumo de drogas, tabagismo, consumo de cafeína e de álcool), historial de medicação

• Perfil médico geral do doente

• Saúde emocional

• História menstrual **(Annas, 1998).**

II) Passos preliminares simples:

Antes de iniciar o dispendioso processo de análise da fertilidade, seguem-se alguns passos úteis, gratuitos e baratos:

i) Monitorizar a temperatura corporal basal.

Isto pode ser utilizado como um bom e exato indicador do processo de ovulação real.

ii) Teste a consistência do seu muco cervical.

Junte um pouco de muco entre 2 dedos e afaste-o. Se o muco for esticado mais de 1 polegada antes de se romper, isso indica que o período de ovulação está próximo.

Os kits caseiros que testam a saliva em vez do muco cervical podem ser uma opção alternativa.

iii) Exame de urina:

A análise à urina é feita para detetar a hormona luteinizante (LH). Este teste pode ser útil para determinar o dia da ovulação. Também estão disponíveis testes de deteção do nível da hormona folículo-estimulante (FSH) **(Buyalos e Lee, 1996; Lee e Hopkins, 2006).**

III) Testes laboratoriais:

Existem vários testes disponíveis para a deteção das causas da infertilidade e para o acompanhamento do tratamento.

- Níveis hormonais:

i) **Testes de função ovárica:** Estas análises são utilizadas para determinar o trabalho e o funcionamento das hormonas no ciclo ovulatório. Estes testes podem incluir:

- Dia três FSH (quantificação da hormona folículo-estimulante),
- Dia três Estradiol (avaliação do estrogénio),
- Ultrassom (para determinar a ocorrência de ovulação)

ii) **Teste da fase lútea** - Este teste envolve a avaliação do nível de progesterona, biópsia endometrial e testes hormonais mais abrangentes.

ill) Testes hormonais: A maioria destes testes baseia-se na deteção de hormonas. Existem os seguintes testes:

- Estradiol
- Hormona folículo-estimulante
- Progesterona
- Testosterona livre
- Hormona Luteinizante
- T3 livre
- Androstenediona
- Prolactina
- Testosterona total ***{Homepage - RESOLVE: The National Infertility Association, HOME - American Society for Reproductive Medicine).***

- **Teste de provocação de clomifeno:**

O citrato de clomifeno, um medicamento típico para a fertilidade, pode ser utilizado para testar a reserva ovárica. Através deste teste, o especialista mede o nível da hormona folículo-estimulante no terceiro dia do ciclo. A mulher utiliza o clomifeno por via oral nos dias 5th e 9th do ciclo. No dia 10th , o especialista mede o nível de FSH. O aumento do nível de FSH no dia 3rd ou no dia 5th revela uma fraca possibilidade de resultados efectivos **(J.ThompsonM.D., 1966; Charny e Baum, 1968).**

- **Amostras de tecido:**

Para garantir a existência de defeitos na fase lútea, ausência de ovulação e falência ovárica prematura, o especialista recolhe uma amostra de tecidos do útero um a dois dias antes do ciclo para decidir se a produção de progesterona do corpo lúteo é adequada. A amostra de tecido pode ser cultivada para garantir a presença de infeção **(Franks, 1995).**

- **Testes para doenças auto-imunes:**

O rastreio de doenças auto-imunes, como a diabetes e o hipotiroidismo, deve ser efectuado em mulheres com insuficiência ovárica causada por outras razões que não anomalias genéticas **(Hwang**

et al., 1998; Legro et al., 1999).

V) Exames de imagem e procedimentos de diagnóstico:

Se não foram identificados problemas após o exame inicial de fertilidade, podem ser úteis testes mais abrangentes para determinar problemas uterinos ou tubários. Para confirmação do diagnóstico, podem ser utilizadas duas ou mais técnicas de imagiologia em conjunto.

1. **Ecografia:** É um procedimento de imagem típico para avaliação dos ovários e do útero, obstrução do trato urinário, deteção de miomas e tumores ou quistos do ovário. Nesta técnica, são utilizadas ondas sonoras para gerar a imagem do órgão com muito pouco desconforto e sem risco.

2. **Sonohisterografia:** Nesta técnica, são utilizadas ondas de ultra-sons e é infundida solução salina no útero para melhorar a visualização do mesmo. Em comparação com as técnicas de ultra-sons típicas, esta técnica revela-se mais precisa na identificação de possíveis problemas como a SOP **(Carter, Shinohara e Lipshultz, 1989; Belker, AM e Steinbock, 1990).**

3. **Histerossalpingografia (HSG):** Nesta técnica, a radiografia das trompas de Falópio e do útero é efectuada através da injeção de um corante nas trompas de Falópio e no útero através do colo do útero. Este corante permite ao radiologista localizar um bloqueio ou qualquer outro problema, caso exista.

4. **Histeroscopia:** Se forem indicadas algumas anomalias na análise HSG, esta técnica pode ser utilizada. Neste procedimento, é injetado um histeroscópio através do colo do útero até ao útero, o que permite ao médico visualizar qualquer tipo de anomalia, cicatrização ou crescimento no útero. Esta técnica também permite ao especialista obter imagens para utilização futura.

5. **Laparoscopia:** Neste procedimento, a doente é submetida a anestesia geral e é utilizado um telescópio de fibra ótica. É introduzido um laparoscópio no abdómen da mulher para ver os ovários, as trompas de Falópio e o útero. Se existirem anomalias como cicatrizes, aderências ou endometriose, estas podem ser removidas com laser. Antes de efetuar este exame, deve confirmar-se que a mulher não está grávida.

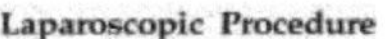

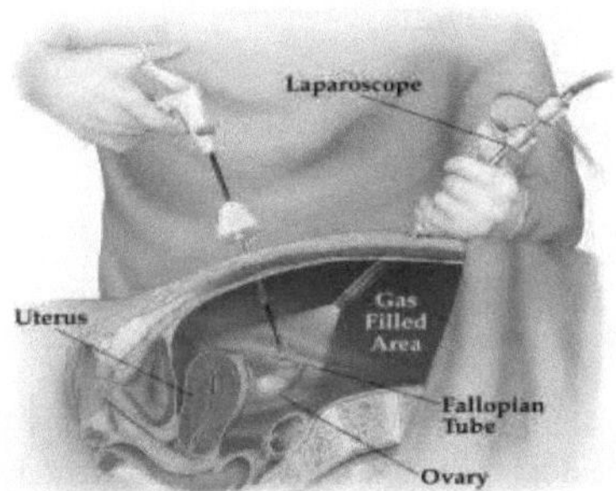

Figura 6

6. **Biópsia endometrial:** Nesta técnica, uma pequena quantidade de tecido endometrial é raspada antes da menstruação para identificar se a espessura do revestimento é suficiente para a implantação e o crescimento do embrião **(Griffin, JE e Wilson, 1992; Abramov Y, Elchalal U, 1998).**

7. **Análises ao sangue:** São efectuadas **diferentes** análises para determinar o nível sanguíneo de várias hormonas, por exemplo, a hormona luteinizante (LH), a hormona folículo-estimulante (FSH), a prolactina (PRL), o estradiol e a progesterona, que podem ser úteis para identificar as causas da infertilidade. As análises ao sangue que informam sobre o nível de esteróides (testosterona) e TSH ou T4 também podem ser úteis, uma vez que o ciclo menstrual também é afetado por alterações da hipófise e da função tiroideia.

8. **Teste pós-coital:** Neste procedimento, o especialista recolhe uma amostra de muco cervical e efectua um exame microscópico para saber se o muco cervical é compatível com o esperma do homem. É uma técnica indolor que se efectua no dia da ovulação e algumas horas após a relação sexual.

9. **Teste de testosterona:** Este teste é recomendado se uma mulher não tiver períodos ou tiver períodos irregulares. Se uma mulher sofre de SOP ou de um tumor nos ovários, o seu nível de testosterona pode estar aumentado **(Carter, Shinohara e Lipshultz, 1989; Belker, AM e Steinbock, 1990; Hwang *et al.*, 1998; Legro *et al.*, 1999).**

10. **Histerosalpinografia:** Trata-se de uma técnica de raios X em que um corante líquido para raios X é introduzido no útero através do colo do útero com a ajuda de um cateter; isto permite ao especialista encontrar problemas como tumores fibróides, pólipos ou outros problemas no interior do útero. Este corante também pode fluir nas trompas de ovário para determinar problemas como um bloqueio total ou parcial ***(Female Infertility - Harvard Health).***

1.4 TRATAMENTO DA INFERTILIDADE

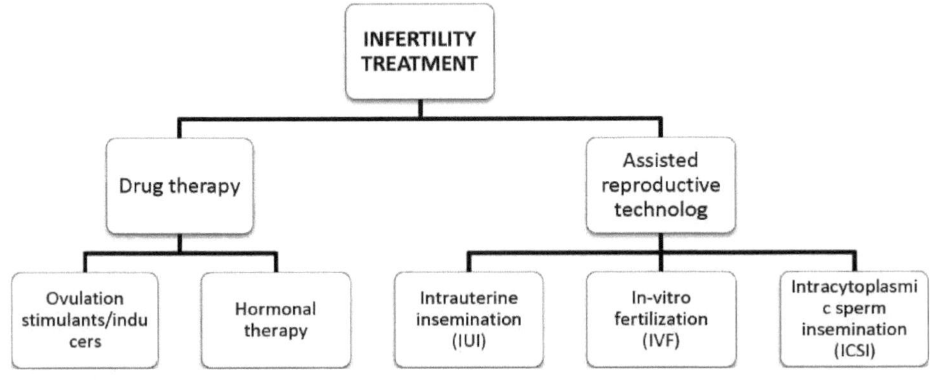

Tratamento da infertilidade

O tratamento da infertilidade baseia-se em vários factores, como a idade do doente, a idade do parceiro, a causa, as preferências pessoais e a duração da infertilidade. Existem algumas causas de infertilidade que não podem ser tratadas. No entanto, a tecnologia de reprodução assistida (ART), os medicamentos e outras técnicas de recuperação da fertilidade podem ser utilizados para engravidar uma mulher.

Ovulação:

No processo de ovulação, ocorre o rebentamento do folículo desenvolvido e o óvulo é libertado, indo para a trompa de ovário. Este passo indica a mudança do ciclo menstrual da fase folicular para a fase lútea. Um componente integral de muitos tratamentos de infertilidade é a hiperestimulação ovárica controlada (COH), uma vez que a taxa de gravidez aumenta se for desenvolvido um único folículo com um óvulo ou se forem desenvolvidos vários folículos. Existem vários protocolos de tratamento medicamentoso que são utilizados consoante a causa da infertilidade. Os medicamentos para a fertilidade que estimulam a produção de óvulos através do mesmo mecanismo que as hormonas corporais podem ser utilizados em doentes com um processo de ovulação deficiente, o que se designa por indução da ovulação.

1.4.1 Tratamento medicamentoso da infertilidade

A infertilidade relacionada com perturbações da ovulação é maioritariamente tratada com medicamentos para a fertilidade. Estes medicamentos mantêm ou estimulam a ovulação através de um mecanismo semelhante ao das hormonas naturais do corpo, por exemplo, a hormona luteinizante e a hormona folículo-estimulante ***(Terapia Hormonal - Terapias Medicamentosas de Fertilidade para Mulheres).***

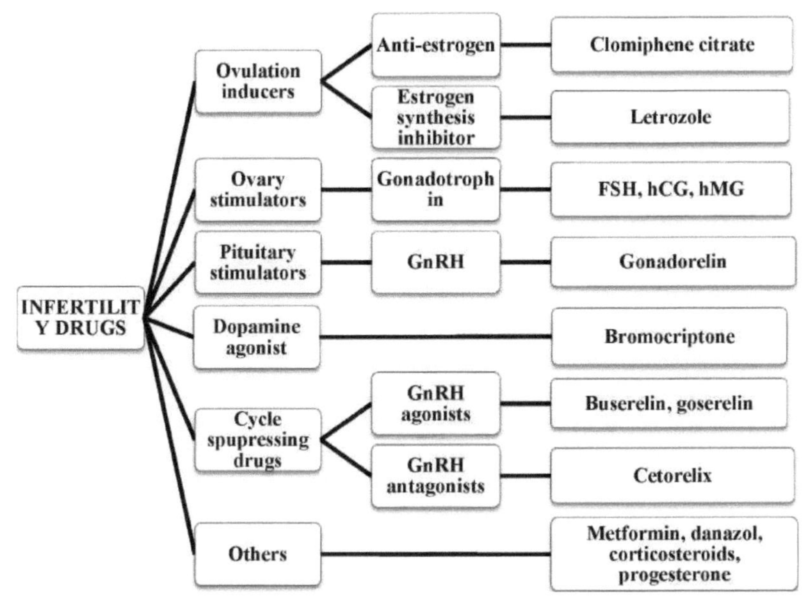

Medicamentos para a infertilidade

Os medicamentos para a fertilidade podem ser classificados da seguinte forma:

I. Estimulador de ovulação

a) Anti-estrogénio

b) Inibidor da síntese de estrogénios

II. Hormona estimulante do ovário

III. Estimulador da hipófise

IV. Agonista da dopamina

V. Medicamentos supressores do ciclo

a) GnRHagonistanálogos

b) Análogos de antagonistas da GnRH

VI. Outros medicamentos

a) Metformina

b) Corticosteroide

c) Danazol

d) Progesterona

I. **Estimuladores de ovulação**

a) Anti-estrogénio

Um exemplo de medicamento anti-estrogénio é o citrato de clomifeno, que compete com o recetor de estrogénio.

Citrato de clomifeno

Um estrogénio não esteroide, o citrato de clomifeno (CC), pode interagir com as proteínas de ligação ao recetor de estrogénio através de um mecanismo semelhante ao do estrogénio (Clark, **Peck e Anderson, 1974; Eiichiro ShiraiM.D.*Rihachi IizukaM.D.YukioNotakeM.D., 1981).**

Mecanismo

O seu mecanismo de ação consiste em atuar de forma competitiva ao nível dos receptores de estrogénio nos ovários, no hipotálamo e na hipófise. Ao atuar no recetor de estrogénio ao nível do hipotálamo, o citrato de clomifeno diminui o nível normal de feedback negativo criado pelo estrogénio endógeno. O citrato de clomifeno regula a libertação de GnRh; deste modo, a secreção de LH e FSH normaliza a seleção, o desenvolvimento e o recrutamento folicular para restaurar o processo de ovulação adequado **(Tobias H, Carr LA, 1981; Miyake *et al.*, 1983).**

A ultrassonografia pélvica é iniciada no 12.^{oth} dia do ciclo menstrual para monitorizar a resposta ao citrato de clomifeno. A resposta ao citrato de clomifeno é monitorizada utilizando a ecografia pélvica a partir do 12.º dia do ciclo menstrual. Antes de ocorrer o fluxo espontâneo de LH, o diâmetro dos folículos deve ser de 23-24 mm **(Shirai E, lizuka R, 1972).**

Indicações:

- Seguem-se as indicações típicas do citrato de clomifeno:
- Síndrome dos ovários poliquísticos (SOP).
- Oligomenorreia
- Utilizado em combinação com tecnologias de reprodução assistida (ART)
- Pacientes com poucas anomalias menstruais **(Rossing *et al.*, 1994).**

Efeitos secundários:

- Espessura do muco cervical
- Afrontamentos
- Secura vaginal
- Scotomas
- Hiperestimulação ovárica
- Cefaleias **(Southam e Janovski, 1962; Scommegna e Lash, 1969; Shirai E, lizuka R, 1972).**

Dose:

- 50mg OD durante 5 dias, começar cerca de 5 dias após o início da menstruação (mais preferencialmente no dia 2).
- 100 mg por dia durante 5 dias.

• 3 cursos devem constituir um ensaio terapêutico adequado **(Martin, British Medical Association, and Royal Pharmaceutical Society of Great Britain., 2008)-**

Marcas:

- Clomid
- Ovafin
- Prolifen
- Ovi-F ***(Guia do Medicamento.* 5ª ed., 2012).**

Interacções medicamentosas:

- Diminuição da resposta do estradiol quando utilizado com clomifeno
- Diminuição da resposta do clomifeno quando utilizado com Danazol **(Martin, British Medical Association, and Royal Pharmaceutical Society of Great Britain., 2008).**

b) Inibidor da síntese de estrogénios:

Os inibidores da síntese de estrogénios ou também designados por inibidores da aromatase actuam através da inibição da enzima aromatase. Esta enzima é responsável pela conversão de androgénios em estrogénios através de um processo conhecido como aromatização. Isto resulta na diminuição do nível de estrogénio.

O letrozol na fase inicial do desenvolvimento folicular pode atuar inibindo a síntese de estrogénios e aumentando a plausibilidade da GnRH. Isto pode resultar num recrutamento folicular normal ou melhorado, sem risco de síndrome de hiperestimulação ovárica e ovulações múltiplas.

Efeitos secundários:

- Dores de costas
- Dor de cabeça
- Afrontamentos
- Cãibras nas pernas
- Perturbações gastrointestinais (náuseas e vómitos) **(Biljan, Hemmings e Brassard, 2005).**

Dose:

2,5 mg por dia nos dias 3-7 do ciclo **(Martin, British Medical Association, e Royal Pharmaceutical Society of Great Britain., 2008)**

Marcas:

- Femara
- Aromex ***(Guia do Medicamento.* 5ª ed., 2012).**

II. <u>Hormona estimulante do ovário</u>

As hormonas estimulantes do ovário incluem as gonadotrofinas, que são as seguintes

<u>Gonadotropinas:</u>

Podem ser prescritas às doentes gonadotropinas que contêm a hormona luteinizante e a hormona folículo-estimulante (FSH) em combinação ou apenas FSH. As gonadotropinas produzem uma resposta actuando diretamente nos ovários. Nos ciclos de FIV, estes medicamentos são prescritos para estimular o desenvolvimento de múltiplos óvulos. Ao contrário do tratamento com citrato de clomifeno, o tratamento com gonadotropinas requer uma série de injecções.

A monitorização intensiva dos níveis de estradiol no sangue e a avaliação do desenvolvimento dos folículos por ecografia devem ser efectuadas em doentes tratadas com gonadotropinas devido ao maior risco associado. Se o nível sanguíneo de estradiol e o desenvolvimento dos folículos forem normais, o processo de ovulação é estimulado através da injeção de hCG. Em doentes tratadas com gonadotrofinas, pode ser administrado um agonista da GnRH para prevenir ou evitar a ovulação prematura ***(Terapia hormonal - Fertility Drug Therapies For Women).***

- **Hormona folículo-estimulante (FSH):**

A urina da mulher pós-menopáusica é utilizada para extrair uma preparação purificada de FSH. As preparações de FSH, como a foollitropina beta e a folitropina alfa, são preparadas através da tecnologia de ADN recombinante. Nas mulheres, sem insuficiência ovárica, o desenvolvimento folicular é estimulado pela folitropina. A FSH é necessária para o crescimento e maturação dos folículos que produzem esteróides gonadais ***(Drug Guide.* 5th edn, 2012).**

A vantagem desta preparação é que a ovulação pode ser induzida com gonadotropinas em indivíduos com um nível de LH aumentado sem administrar LH externamente. A foliculogénese também pode ser aumentada apenas com FSH. Actua desencadeando a maturação do folículo ovárico nos ovários ***{IVF - Medicamentos em uso - IVF-Worldwide).***

Indicações:

- Para indução da ovulação antes de ciclos de tratamento, por exemplo, FIV
- Para a síndroma dos ovários poliquísticos (SOP), quando o Clomifeno não apresenta qualquer resposta.
- Para infertilidade devido a insuficiência da glândula pituitária e infertilidade masculina.

Efeitos secundários:

Sobre-estimulação dos ovários (OHSS), risco de gravidez múltipla quando utilizado para induzir a ovulação, reacções de hipersensibilidade ***(Drug Guide.* 5th edn, 2012).**

Dose:

- Dose inicial do ciclo 1st : 75 UI por dia
- Considerar o ajuste da dose após 5-7 dias
- Quando os óvulos amadurecem, administrar uma injeção da hormona gonadotrofina coriónica humana (hCG) 5000-10000 UI, no primeiro dia após a última dose de folitropina, para desencadear a libertação de um ou mais óvulos **(Martin, British Medical Association e Royal Pharmaceutical Society of Great Britain., 2008).**

Marcas:

- Gonal-F
- Puregon ***(Guia do Medicamento.* 5ª ed., 2012).**

- **Gonadotropina coriónica humana**

Esta fórmula contém uma fração de glicoproteína (secreção da placenta) que é obtida a partir da urina da mulher grávida e pode funcionar como a LH hipofisária.

Indicações

Este medicamento é indicado para:

- Mulheres com hipopituitarismo
- Pacientes que não apresentam resposta ao citrato de clomifeno
- Super ovulação
- Utilizada em combinação com clomifeno, hMG e FSH. Desencadeia a libertação de óvulos dos folículos ***(Drug Guide.* 5th edn, 2012).**

Dose:

O plano de tratamento é modificado em função do diagnóstico e da resposta individual de cada doente (Martin, British Medical Association, and Royal Pharmaceutical Society of Great Britain., 2008)

Marcas:

- FIV-C
- Pregnil
- Corion
- Choriomon ***(Guia do Medicamento.* 5ª ed., 2012).**
- **Gonadotropina humana da menopausa (hMG)**

Estes medicamentos são injectados nas mulheres para desencadear a ovulação quando a hipófise não consegue induzir a ovulação. Estas gonadotrofinas podem atuar estimulando diretamente os ovários, enquanto o citrato de clomifeno induz a ovulação estimulando a hipófise. Estes medicamentos incluem tanto a LH como a FSH.

Indicações:

É utilizado no tratamento de:

- Pacientes com amenorreia primária para induzir a ovulação
- As doentes com amenorreia secundária também não respondem ao citrato de clomifeno para induzir a ovulação **(Zacur, 1985; Schriock e Jaffe, 1986).**

Dose:

O plano de tratamento é modificado de acordo com a resposta do doente **(Martin, British Medical Association, and Royal Pharmaceutical Society of Great Britain., 2008).**

Efeitos adversos e complicações:

1. Gravidezes múltiplas (24-33%),
2. Gravidez ectópica (5-8%),
3. Abortos espontâneos (15-21%),
4. Torção e rutura do ovário,

[5]- A síndroma de hiperestimulação ovárica, que é a mais grave **(Lunenfeld e Insler, 1986; Schenker JG, 1994).**

Marcas:

- FIV-M
- Menogon

- HMG Massone ***(Guia de Medicamentos.* 5ª ed., 2012)-**

III. <u>Estimuladores da hipófise:</u>

Hormona libertadora de gonadotropina

A gonadorelina é uma GnRH ou LH-RH. É administrada em indivíduos com disfunção hipotalâmica, nomeadamente em doentes que não respondem à **CC (Zacur, 1985; Schriock e Jaffe, 1986).**

Aumenta rapidamente o nível de FSH e LH. Deve ser administrada durante toda a fase lútea. Ou pode ser administrada com hCG exógena **(Homburg *et al.*, 1989; Hopkins CC, Hall JE, Santoro NF, Martin KA, Filicori M, 1989).**

Dose:

100 ug de injeção I/V ou S/C.

Marca:

- Gonadorelina
- Relefact
- Factrel

IV. <u>Agonista da dopamina:</u>

Bromocriptina

Trata-se de um agonista dos receptores da dopamina que interfere com a secreção de prolactina. A glândula pituitária secreta prolactina e a sua secreção aumenta durante a gravidez e a amamentação para aumentar a lactação. Em mulheres não grávidas e não lactantes, por vezes, o nível de prolactina está aumentado e pode causar irregularidades no ciclo menstrual ou uma fase lútea incompleta. O nível elevado de prolactina (hiperprolactinemia) pode levar à infertilidade por inibir a ovulação ***(Terapia hormonal - Terapias medicamentosas para a fertilidade da mulher).***

Mecanismo:

Também inibe a secreção de prolactina da pituitária anterior através da ativação do agonista dopaminérgico pós-sináptico e é utilizado no tratamento do prolactinoma e em doenças endocrinológicas **(Martin, British Medical Association e Royal Pharmaceutical Society of Great Britain, 2008; *Drug Guide.* 5th edn, 2012).**

Efeitos secundários:

Perda de cabelo, sonolência, hipotensão ortostática, reacções cutâneas e obstipação.

Interação medicamentosa:

A utilização concomitante de eritromicina e outros antibióticos macrólidos pode aumentar o nível plasmático da bromocriptina.

Dose:

- l-1,25 mg à hora de deitar.
- A dose normal sem hiperprolactinémia é de 2,5 mg BID
- 7,5 mg por dia em doses divididas, dose máxima de 30 mg por dia **(Martin, British Medical Association, e Royal Pharmaceutical Society of Great Britain., 2008)-**

Marcas:

- Brotin
- Parlodel
- Bromotina ***(Guia do Medicamento.* 5ª ed., 2012).**

V. **Medicamentos supressores do ciclo:**

Os medicamentos supressores de células incluem análogos agonistas e antagonistas da GnRH.

Os agonistas da GnRH estimulam inicialmente a hipófise e depois dessensibilizam-na, enquanto os antagonistas da GnRH têm um efeito inibitório direto.

a) Análogos agonistas da GnRH

A endometriose e os miomas podem ser tratados com agonistas da GnRH. Estes agentes podem atuar desencadeando e depois desligando a produção deFSH e LH (gonadotrofinas endógenas) da pituitária, o que resulta numa fase de menopausa e provoca a redução da endometriose e dos miomas, uma vez que a libertação de estrogénio diminui. É necessário um pré-tratamento com agonista da GnRH durante um mínimo de 7-14 dias. Atualmente, estes análogos são utilizados sobretudo como tratamento adjuvante com HMG para promover a indução da ovulação, em particular no tratamento de FIV **(Malpani, 2001).**

Dose:

A secreção de gonadotropinas pode ser aumentada através da administração aguda de análogos agonistas da GnRH e são necessários 7-14 dias para adquirir um estado de supressão hipofisária. A regulação negativa dos receptores de GnRH ocorre quando se prolonga a administração de análogos agonistas da GnRH. As injecções IM mantêm os níveis terapêuticos durante 28-35 dias. A regulação negativa pode ser mantida através de injecções mensais ***(IVF- Drugs in use - IVF-Worldwide).***

Efeitos secundários:

Rubores, diminuição da libido, impotência, secura vaginal, diminuição do tamanho dos seios e instabilidade emocional **(Martin, British Medical Association e Royal Pharmaceutical Society of Great**

Britain., 2008).

Nomes de marcas

Tabie2 (FIV - Medicamentos em uso - FIV-Mundo inteiro)

NOME GENÉRICO	NOME DA MARCA
Leuprolide	Leupron
Buserelina	Suprefacto
Goserelina	Zoladex

b) Análogos dos antagonistas da GnRH

Os análogos dos antagonistas da GnRH actuam através da inibição direta e da supressão inversa da secreção de gonadotropinas. Os antagonistas competem com a GnRh endógena para se ligarem aos receptores da GnRH. Esta ligação resulta na ocupação do recetor e impede a estimulação. O efeito supressor do antagonista da GNRH é imediato e mantém-se enquanto os receptores estiverem ocupados, pelo que é necessária a administração contínua de antagonistas da gonadotrofina. [74] A terapêutica com antagonistas limita-se a dois ou três dias, durante os quais o aumento do nível de estradiol pode estimular o pico de LH. [81]

Dose:

0,25 mg de injeção subcutânea OD com 24 horas de intervalo, a partir de 5th ou 6th dia após o início da estimulação ovárica **(Martin, British Medical Association e Royal Pharmaceutical Society of Great Britain., 2008).**

Nomes de marcas

NOME GENÉRICO	NOME DA MARCA
Cetrorelix	Cetrotide
Ganirelix	Orgalutran

Quadro 3 *(FIV - Fármacos em uso - FIV-Mundial)*

VI. Outros medicamentos:

a. Metformina

A metformina é administrada a indivíduos que sofrem de SOP e que também têm hiperinsulinismo, hiperandrogenismo associado à acantose nigricans.

Mecanismo:

Actua diminuindo a resistência à insulina e a produção hepática de glicose, o que resulta numa diminuição da hiperinsulinemia e também estimula a hormona luteinizante e o nível de testosterona. Em última análise, a doente com SOP apresenta uma resposta à indução da ovulação com CC.

Indicações:

- Para o tratamento sintomático da síndroma dos ovários poliquísticos (SOP).
- Se a infertilidade estiver associada à resistência à insulina.
- Ajuda na redução de peso,
- Ajuda a normalizar o ciclo menstrual
- Aumenta a frequência da ovulação espontânea ***(Drug Guide.* 5ª ed., 2012) -**

Efeitos adversos:

Distúrbios gastrointestinais, cólicas abdominais, perda de peso

Dose:

500 mg OD com pequeno-almoço durante 7 dias, depois 500 mg BID durante 7 dias e, em seguida, 1500-1700 mg OD em duas a três doses.

Marcas:

- Glucophage

- Neodipar
- Neophage **(Martin, British Medical Association, e Royal Pharmaceutical Society of Great Britain., 2008).**

b. Danazol

Trata-se de uma hormona sintética utilizada no tratamento da endometriose. O Danazol diminui a ovulação e o seu efeito é temporário, terminando quando o medicamento é interrompido.

Mecanismo:

O mecanismo de ação do danazol é que reduz a produção de FSH do cérebro, o que leva à supressão da função ovárica. Isto resulta no encolhimento do endométrio no útero e também no exterior do útero, que acaba por desaparecer.

Efeitos secundários:

Afrontamentos, aumento de peso, acne, hirsutismo (pilosidade), pseudo-menopausa **(Malpani, 2001).**

Dose:

200-800mg OD em quatro doses divididas mas não excedendo 800mg por dia, durante 3-6 meses **(Martin, British Medical Association, and Royal Pharmaceutical Society of Great Britain., 2008).**

Marcas:

- Danazol
- Danocrine ***(Guia do Medicamento.* 5ª ed., 2012)**

c. <u>Progesterona</u>

Esta hormona participa no desenvolvimento do endométrio durante a fase lútea e prepara o endométrio para a implantação do embrião. As gonadotrofinas e o citrato de clomifeno podem ser utilizados com progesterona, enquanto a suplementação de progesterona é sempre utilizada na GnRH. Também pode ser prescrito a pacientes com defeito na fase lútea ***(Terapia hormonal - Fertility Drug Therapies For Women).***

Efeitos secundários:

Náuseas, vómitos, inchaço dos seios.

Dose:

400 mg duas vezes por dia por via vaginal **(Martin, British Medical Association, e Royal Pharmaceutical Society of Great Britain., 2008)-**

Marcas:

- Ciclogest
- Utrogestan
- Progesterona ***(Guia do Medicamento.* 5ª ed., 2012)**

d. Corticosteróides

Em algumas mulheres, há um aumento da produção de androgénios (hormonas masculinas), por exemplo, androstenediona e progesterona, que pode interromper o processo normal de ovulação e o desenvolvimento dos folículos. Nestes casos, para restaurar o nível normal de androgénios, podem ser utilizados corticosteróides em doses baixas. A dexametasona, um corticosteroide, é utilizada com mais frequência. É administrada numa dose demasiado baixa para causar efeitos secundários ***(Hormonal Therapy - Fertility Drug Therapies For Women).***

1.4.2 TECNOLOGIA DE REPRODUÇÃO ASSISTIDA (ART)

Diferentes profissionais de saúde, tais como médicos, psicólogos, embriologistas, técnicos de laboratório, enfermeiros e profissionais de saúde afins, trabalham em conjunto no grupo de cuidados de saúde ART com o objetivo de trazer felicidade à vida dos casais inférteis através da obtenção de uma gravidez na parceira.

Existem diferentes terapias ART que ajudam a ultrapassar a infertilidade feminina:

Inseminação intra-uterina (IUI): Durante este procedimento, os espermatozóides masculinos são tratados em laboratório e introduzidos no útero feminino através de um cateter e esta terapia é efectuada perto da altura da descarga do óvulo.

Fertilização in vitro (FIV): Nesta técnica, os óvulos de uma mulher são recolhidos, fertilizados por espermatozóides masculinos em laboratório e, após 3 a 5 dias, o embrião é incorporado no útero.

Injeção intracitoplasmática de espermatozóides (ICSI): Trata-se de uma técnica microscópica. Este método é realizado paralelamente ao método de FIV e envolve a inserção de um único espermatozoide no óvulo diretamente para realizar a fertilização.

Eclosão assistida: Neste procedimento, o especialista tenta ajudar a incorporação do embrião no revestimento do útero, facilitando a eclosão do embrião (abertura da cobertura exterior).

Taxa de sucesso:

A taxa de sucesso da TARV é mais baixa nas mulheres com mais de trinta e cinco anos ***(Hormonal Therapy - Fertility Drug Therapies For Women).***

1. Inseminação intra-uterina (IUI)

IUI significa Inseminação Intra-Uterina. Nesta técnica, os espermatozóides de movimento rápido são separados dos espermatozóides estáticos ou lentos em laboratório. Este processo envolve o processamento e a inserção do esperma do parceiro masculino no útero através de um tubo de plástico típico na altura em que o óvulo é libertado.

Indicações de IUI:

Este tratamento é indicado para casais com os seguintes problemas:

1. Se houver menos espermatozóides e mais lentos no sémen do parceiro masculino Sémen do marido
2. Infertilidade inexplicada ou complexa, sem causa conhecida.
3. Endometriose.
4. Problemas de ovulação.

Procedimento:

Passo 1: Se não tiverem sido administrados medicamentos para a fertilidade anteriormente, a IUI é efectuada em qualquer dia entre 12th e 16th dia do ciclo menstrual e o primeiro dia do período é considerado o dia 1. Para determinar a hora da ovulação da paciente, pode ser efectuada uma análise ao sangue ou à urina.

Os exames de ultra-sons vaginais são utilizados para examinar o desenvolvimento dos óvulos em doentes que estão a utilizar medicamentos para a fertilidade para desencadear a ovulação. Quando o óvulo está maduro, a sua descarga é estimulada através da injeção de hormonas.

Passo 2: Na altura da libertação do óvulo, o sémen do parceiro masculino é tratado e posteriormente introduzido no útero. Este método pode ser repetido num período de um dia.

Os espermatozóides são injectados após 36-40 horas. Para este efeito, são escolhidos espermatozóides de boa qualidade, que são injectados no útero através do colo do útero, utilizando um instrumento típico que mantém a vagina aberta, chamado espéculo, e um cateter.

Todo o procedimento demora apenas alguns minutos e é geralmente um método indolor, no entanto, algumas mulheres podem sentir cãibras breves, semelhantes às menstruais.

Tentativas de IUI:

Não há limites quanto ao número de vezes que esta técnica pode ser tentada medicamente. Tudo depende da decisão de ambos os parceiros e a taxa de fertilidade aumenta após algumas tentativas.

Taxa de sucesso:

Existem 105-15% de hipóteses de engravidar após uma tentativa única deste tratamento. É preciso compreender que, mesmo que existam alguns problemas subjacentes, a taxa de sucesso é de alguma forma comparável à taxa natural de gravidez. Se a IUI não for bem sucedida, então o casal pode avançar para outras ARTS'

2. <u>Fertilização in vitro (FIV)</u>

A fertilização in vitro é um procedimento em que o óvulo feminino se junta ao espermatozoide masculino em ambiente laboratorial. O termo "in vitro" significa "fora do corpo". A fixação e a entrada do espermatozoide no óvulo chama-se fertilização. É também conhecida como técnica do bebé de proveta.

Etapas da FIV

Etapa 1: Estimulação, também designada por super ovulação: Os medicamentos para a fertilidade, também conhecidos como medicamentos para a fertilidade, são administrados à mulher para estimular a sua produção de óvulos. Por rotina, numa mulher é produzido um óvulo por mês. Os medicamentos para a fertilidade fazem com que os ovários produzam vários óvulos. Durante este período, os ovários femininos e o nível hormonal são monitorizados por ecografia transvaginal e análises ao sangue, respetivamente.

Passo 2: Recolha de óvulos: Os óvulos são retirados do corpo da mulher através de uma pequena cirurgia conhecida como aspiração folicular.

Durante este processo, são administrados medicamentos à mulher para aliviar as dores. Neste processo, é introduzida uma agulha através da vagina no folículo que contém os óvulos e um dispositivo de sucção ligado à outra extremidade da agulha retira os óvulos de cada folículo, um a um. Todo o processo é realizado por um especialista e guiado por imagens de ultra-sons. O mesmo procedimento é efectuado no outro ovário. Após a cirurgia podem ocorrer cãibras que podem curar num dia.

Passo 3: Inseminação e Fertilização: Numa câmara ambientalmente mantida, tanto o esperma de melhor qualidade como os óvulos são unidos e armazenados juntos. O processo de mistura de óvulos e espermatozóides é conhecido como inseminação. Após a inseminação, o óvulo é fertilizado pelo esperma em poucas horas. O esperma é injetado diretamente no óvulo se houver poucas hipóteses de fertilização. Isto é conhecido como injeção intracitoplasmática de esperma (ICSI).

Etapa 4: Cultura de embriões: O óvulo fertilizado cresce e divide-se em embrião. O embrião divide-se em várias células durante 5 dias.

Passo 5: Transferência do embrião: Os embriões são colocados no útero da mulher três a cinco dias após a recuperação e fertilização do óvulo. Neste método, o especialista insere o embrião no útero através da passagem da vagina pelo colo do útero, utilizando um tubo fino conhecido como cateter. Após a implantação bem sucedida do embrião no revestimento do útero, o resultado é uma gravidez. Entretanto, podem ser colocados dois ou mais embriões no útero, o que pode originar gémeos, trigémeos ou mais. Os embriões não utilizados podem ser solidificados e incorporados ou administrados numa data posterior.

Indicações

A FIV é útil para engravidar uma mulher. É utilizada para o tratamento de várias causas de infertilidade, tais como:

- Idade avançada da mulher (idade materna avançada)
- Trompas de Falópio danificadas ou bloqueadas (podem ser causadas por doença inflamatória pélvica ou cirurgia reprodutiva anterior)
- Endometriose
- Infertilidade de fator masculino, incluindo diminuição do número de espermatozóides e bloqueio
- Infertilidade inexplicada

Riscos:

- Síndrome de hiperestimulação ovárica
- Nascimentos múltiplos

De acordo com a Society of Assisted Reproductive Technologies (SART), após a FIV, as hipóteses estimadas de nascimento de um bebé vivo são as seguintes

- Nas mulheres com idade inferior a 35 anos é de 41-43%
- Nas mulheres com idades compreendidas entre os 35 e os 37 anos é de 33-36%
- Nas mulheres com idades compreendidas entre os 38 e os 40 anos é de 23-27%
- Nas mulheres com idade > 41 anos é de 13-18%[85-91]

1.5 COMPLICAÇÕES DOS TRATAMENTOS DE FERTILIDADE

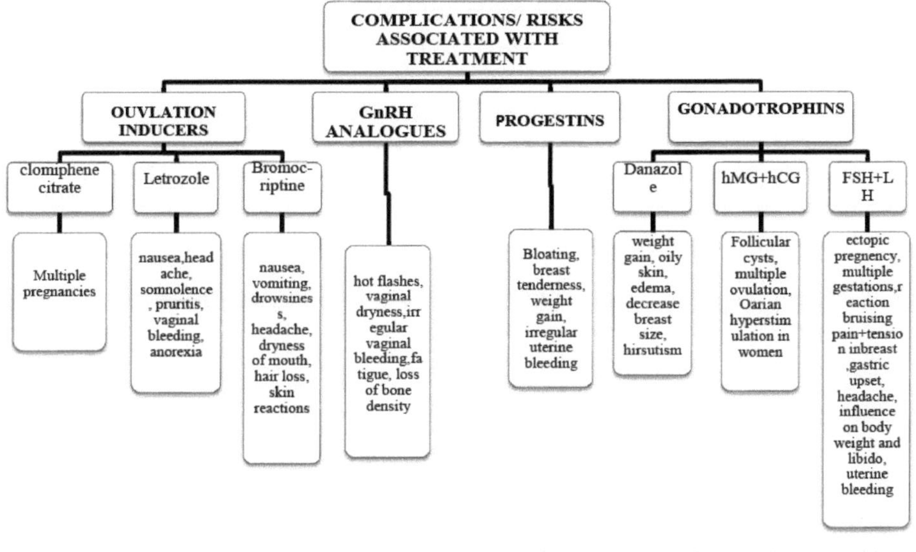

Complicações do tratamento da infertilidade

O tratamento da infertilidade pode resultar numa das seguintes complicações, dependendo do medicamento utilizado para tratar a infertilidade do doente. Seguem-se os riscos associados ao tratamento da infertilidade:

1. Reação adversa a medicamentos:

Os medicamentos para a fertilidade podem causar reacções ligeiras em alguns doentes.

Sintomas:

- Afrontamentos
- Sentir-se deprimido ou irritado
- Dores de cabeça
- Inquietação

2. Nascimentos múltiplos:

Os nascimentos múltiplos são um dos vários riscos para a saúde relacionados com o tratamento da fertilidade. A saúde dos fetos e da mãe está mais sujeita a este risco. Há mais probabilidades de ocorrência de bebés prematuros com peso à nascença abaixo do normal. Estudos revelam que o risco de morte antes do nascimento ou durante os primeiros 7 dias de vida aumenta até 4 vezes ou mais no caso de gémeos, em comparação com um único bebé. No caso dos trigémeos, este risco aumenta até 7 vezes ou mais.

Para diminuir o número de nascimentos múltiplos, são impostas algumas restrições pela HFEA (Human Fertilization & Embryology Authority, Reino Unido) relativamente ao número de embriões a transferir para a FIV.

3. Síndrome de hiperestimulação ovárica (OHSS):

Este síndroma é uma reação excessiva muito prejudicial aos medicamentos para a fertilidade utilizados para desencadear a produção de óvulos. Os medicamentos para a fertilidade ligeiros, por exemplo, o clomifeno, podem raramente causar esta complicação. Mesmo os sintomas de OHSS associados a medicamentos com gonadotrofinas potentes são ligeiros. Nos casos de ICSI e FIV em que é desencadeado o crescimento de vários aglomerados de óvulos, cerca de 5% das doentes podem apresentar sintomas ligeiros. O líquido acumula-se no abdómen e ocorre a formação de quistos nos ovários. Por vezes, a OHSS pode ser fatal.

Sintomas:

- Inflamação do estômago e dor de estômago.
- Falta de ar
- Inconsciência
- Diminuição da produção de urina.

4. Gravidez ectópica

A gravidez ectópica é descrita como a implantação do embrião no exterior do útero e, muito provavelmente, na trompa do ovário. Por vezes, a gravidez ectópica pode ocorrer no ovário. As mulheres com trompas afectadas que também foram submetidas a FIV podem ter maiores probabilidades de gravidez ectópica. A hemorragia interna é um risco importante associado à gravidez ectópica.

Sintomas:

- Dor abdominal
- Corrimento vaginal castanho escuro/vermelho
- Hemorragia vaginal

5. Defeitos congénitos:

Na população em geral, o risco de malformações congénitas é baixo.

6. Hemorragia e infeção:

Tal como outras técnicas invasivas, a tecnologia de reprodução assistida também pode apresentar riscos de infeção e hemorragia **(Jackson *et al.*, 2004).**

1.6 PREVENÇÃO

Existem várias formas de aumentar as hipóteses de uma mulher engravidar:

- **Exercício moderado.** O exercício regular é um bom hábito e é importante, mas se o fizer de forma tão intensa que os seus períodos sejam esporádicos ou desapareçam, isso pode causar problemas de fertilidade.

- **Evitar extremos de peso.** A sua produção hormonal pode ser afetada se tiver peso a menos ou a mais, o que leva à infertilidade.

- **Evite o álcool, o tabaco e as drogas de rua.** Estas substâncias podem ser um obstáculo e podem debilitar a sua capacidade de ter uma gravidez em boas condições e saudável. Mantenha-se afastada do tabaco e do álcool e do consumo de drogas ilegais e nocivas, como a cocaína e a marijuana.

• **Limitar a cafeína.** As mulheres que querem limitar ou parar o consumo de cafeína estão a tentar engravidar.

• **Limitar a medicação.** A utilização de medicamentos, incluindo medicamentos sujeitos a receita médica e não sujeitos a receita médica, pode reduzir ou limitar as suas hipóteses de manter uma gravidez ou de engravidar.[16]

• **Doenças inflamatórias pélvicas.** As infecções incessantes da parte ou do trato genital podem resultar em infertilidade. Para diminuir as probabilidades de contrair infecções pós-parto, as condições devem ser adequadamente higiénicas. Para prevenir as doenças inflamatórias pélvicas crónicas, deve haver um tratamento adequado e um seguimento de todos os casos associados a problemas ou infecções pós-parto.

1.7 ACONSELHAMENTO DE CASAIS INFÉRTEIS

Para aconselhar os casais inférteis, os conselheiros devem ter formação em comunicação interpessoal (CIP), interesse e conhecimento das causas, investigações e tratamentos da infertilidade. É muito importante que os casais inférteis sejam informados de que a avaliação completa demorará alguns meses e exigirá várias visitas, antes de se iniciar o trabalho. Por conseguinte, será necessária a sua cooperação e também paciência durante todo o processo.

Estes casais devem ser aconselhados:

• Esta questão da infertilidade diz respeito tanto ao parceiro masculino como ao feminino e, por conseguinte, ambos devem ser submetidos a uma avaliação, uma vez que qualquer parceiro pode ter problemas.

• Sobre a determinação do período de fertilidade do ciclo menstrual e também fornece informações sobre a cor e a textura do muco que se torna aquoso, claro e viscoso na altura da ovulação.

• Sobre o momento e a frequência das relações sexuais, ou seja, 3 dias antes e 1 dia depois da ovulação (durante 11th a 17th dias do ciclo).

• Sobre o desempenho e os resultados de diferentes procedimentos ou exames.

• Devido às normas sociais, a mulher sente-se muitas vezes responsável e culpada por não conseguir engravidar e ter um filho. Deve ser explicado a ambos os parceiros que um deles ou ambos podem ter problemas que contribuem para a infertilidade.

• Quando todos os métodos possíveis para conseguir uma gravidez falharam ou a causa da infertilidade não é tratável, o consultor deve encorajar e ajudar as pacientes a enfrentar a realidade e deve explicar que são necessários mais exames ou outros tratamentos de outras clínicas.

• Certificar-se de que os doentes não assumem os tratamentos de espaçamento de partos como causa de infertilidade.

• Os contraceptivos (injectáveis, implantes ou orais) podem ser responsáveis pelo atraso da infertilidade durante alguns meses, mas a fertilidade acaba por regressar.

Os métodos contraceptivos de barreira previnem as infecções sexualmente transmissíveis e, por conseguinte, protegem contra a infertilidade tubária.

1.8 DIRECTRIZES DO INSTITUTO NACIONAL DE EXCELÊNCIA CLÍNICA (NICE)

Classificação dos distúrbios ovulatórios

A anovulação e a oligo-ovulação são perturbações ovulatórias que se estima serem a causa de 21% dos problemas de fertilidade feminina. A Organização Mundial de Saúde classifica os distúrbios da ovulação em três grupos:

• Grupo I: insuficiência hipotalâmica hipofisária (amenorreia hipotalâmica ou hipogonadismo hipogonadotrófico).

- Grupo II: disfunção hipotalâmica-hipofisária (predominantemente síndrome dos ovários poliquísticos).
- Grupo III: falência ovárica.

1.1 Anti-estrogénios

1.1.1 Para a indução da ovulação em mulheres com perturbações da ovulação do Grupo II da Organização Mundial de Saúde (disfunção hipotálamo-hipofisária), como a SOP, devem ser tratadas com citrato de clomifeno (ou tamoxifeno) como tratamento de primeira linha durante um máximo de 12 meses.

1.1.2 As mulheres devem ser aconselhadas sobre o risco de gravidez múltipla associado tanto ao citrato de clomifeno como ao tamoxifeno.

1.1.3 As probabilidades de gravidez melhoram com o citrato de clomifeno em mulheres com problemas de fertilidade inexplicáveis, mas este facto tem de ser contrabalançado pelos possíveis riscos do tratamento, especialmente a gravidez múltipla.

1.1.4 As mulheres em tratamento com citrato de clomifeno devem ser monitorizadas por ecografia pelo menos durante o primeiro ciclo de tratamento para garantir que recebem uma dose que minimiza o risco de gravidez múltipla.

1.2 Metformina

A metformina não está atualmente autorizada para o tratamento de perturbações ovulatórias no Reino Unido.

1.2.1 As mulheres anovulatórias com síndroma dos ovários poliquísticos que não tenham respondido ao citrato de clomifeno e que tenham um índice de massa corporal superior a 25 devem receber Metformina combinada com citrato de clomifeno, uma vez que esta aumenta as taxas de ovulação e de gravidez.

1.2.2 As mulheres a quem é prescrito Metformina devem ser informadas dos efeitos secundários associados à sua utilização (tais como náuseas, vómitos e outros distúrbios gastrointestinais).

1.3 Perfuração dos ovários

1.3.1 As mulheres com síndrome dos ovários poliquísticos que não responderam ao citrato de clomifeno devem ser submetidas a perfuração laparoscópica dos ovários, uma vez que é tão eficaz como o tratamento com gonadotrofinas e não está associada a um risco acrescido de gravidez múltipla.

1.4 Utilização de gonadotrofina na terapia de indução da ovulação para perturbações ovulatórias

1.4.1 As gonadotrofinas podem ser recomendadas em mulheres com SOP (perturbação ovulatória do grupo II da OMS) que não apresentam resposta ao citrato de clomifeno. A gonadotrofina humana da menopausa, a hormona folículo-estimulante urinária e a hormona folículo-estimulante recombinante têm uma eficácia semelhante na obtenção de uma gravidez, devendo ser considerado o seu custo.

1.4.2 Nas mulheres com SOP (perturbação ovulatória do grupo II da OMS) que apresentem uma resposta ao citrato de clomifeno, mas que não consigam atingir o objetivo em 6 meses, deve ser recomendada a inseminação intra-uterina estimulada com citrato de clomifeno.

1.5 Utilização de gonadotrofinas durante o tratamento de fertilização in vitro (FIV)

1.5.1 A gonadotrofina humana da menopausa, a hormona folículo-estimulante urinária e a hormona folículo-estimulante recombinante, todas estas preparações hormonais têm uma eficácia semelhante na obtenção de uma gravidez e são administradas durante o tratamento de FIV. O custo deve ser considerado aquando da prescrição

1.6 Análogos da hormona libertadora de gonadotrofina na terapia de indução da ovulação

1.6.1 Estas preparações hormonais não são recomendadas concomitantemente em mulheres com SOP e submetidas a terapêutica com gonadotropinas, uma vez que a taxa de gravidez não melhoraria e o risco de hiperestimulação ovárica poderia aumentar.

1.7 Análogos da hormona libertadora de gonadotrofina durante o tratamento de fertilização in vitro (FIV)

1.7.1 Durante a FIV, o controlo do ciclo pode ser melhorado através da administração de agonistas das gonadotrofinas que complementam a estimulação das gonadotrofinas e resultam num aumento da taxa de gravidez em comparação com as gonadotrofinas isoladas. Por conseguinte, estes análogos são recomendados durante mais tempo na terapia de FIV.

1.7.2 Os antagonistas da hormona libertadora de gonadotrofina não são recomendados, uma vez que podem resultar numa diminuição da taxa de gravidez.

1.8 A hormona do crescimento como adjuvante da terapia de indução da ovulação

1.8.1 Durante a indução da ovulação, a hormona do crescimento como terapia adjuvante com agonista da hormona libertadora de gonadotrofina e/ou gonadotrofina humana da menopausa não é sugerida em mulheres com SOP e que não apresentam resposta ao citrato de clomifeno, uma vez que a taxa de gravidez não melhora.

1.9 Hormona libertadora de gonadotrofinas pulsátil

1.9.1 Nas famílias com perturbações da ovulação do grupo I da OMS, a ovulação pode ser induzida por terapia pulsátil com a hormona libertadora de gonadotrofinas ou com gonadotrofinas em combinação com a hormona luteinizante.

1.9.2 Em mulheres com SOP que não apresentam resposta ao citrato de clomifeno, esta terapia não é recomendada devido à eficácia incerta neste grupo.

1.10 Agonistas da dopamina

1.10.1 O agonista da dopamina, por exemplo, a bromocriptina, é recomendado em mulheres com doença ovulatória causada por hiperprolactinemia. Ao prescrever a bromocriptina, devem ser considerados os custos e a segurança.

1.11 Monitorização da indução da ovulação durante a terapêutica com gonadotrofinas

1.11.1 A mulher em tratamento com gonadotrofis para induzir a ovulação deve ser orientada sobre os possíveis riscos de hipoestimulação ovárica e gravidez múltipla antes de iniciar a terapêutica.

1.11.2 A gestão das doentes submetidas a tratamento com gondaotrofina envolve a monitorização por ecografia dos ovários para examinar o tamanho e a contagem dos folículos, a fim de atenuar os possíveis riscos de hipoestimulação dos ovários e de gravidez múltipla.

1.12 Outros riscos e efeitos secundários associados aos agentes de indução da ovulação

1.12.1 As mulheres submetidas a tratamento com agentes indutores da ovulação devem ser informadas sobre o possível risco de cancro do ovário associado aos agentes indutores da ovulação.

Os especialistas devem prescrever os indutores de ovulação em doses e com uma duração tão baixas quanto possível.[92]

CAPÍTULO 3

2.1 OBJECTIVOS E METAS

- Este projeto foi realizado de acordo com os requisitos do programa de farmácia clínica.
- Os objectivos do estudo sobre a infertilidade feminina consistiam em destacar a importância relativa dos factores de risco potencialmente modificáveis.
- Investigar as causas da infertilidade e o tratamento a seguir.
- Avaliar se a abordagem de prescrição é racional.
- Avaliar se os hospitais estão a tratar os doentes de acordo com os protocolos definidos.
- Determinar a conformidade do paciente com as instalações e os cuidados de saúde.

2.2 MATERIAL E MÉTODO

Foi efectuado um estudo descritivo sobre a infertilidade feminina em idade reprodutiva. As pacientes foram seleccionadas por amostragem aleatória em diferentes zonas de Punjab, no Paquistão.

O objetivo do estudo era recolher casos confirmados de infertilidade feminina de diferentes áreas do Punjab e analisar as suas causas e o seu tratamento.

CONCEPÇÃO DO ESTUDO

Foi concebido um questionário para efeitos de investigação, abrangendo todos os aspectos importantes. A redação das perguntas foi cuidadosamente selecionada para criar confiança e preservar o anonimato dos pacientes. O questionário inclui tanto as características demográficas da população como questões relativas às causas, ao diagnóstico, ao tratamento e à prevenção da infertilidade feminina.

RECOLHA DE DADOS

Para a recolha de dados, foi constituído um grupo de 5 estudantes, que visitou vários hospitais públicos e clínicas privadas de fertilidade em diferentes cidades do Punjab. Foram seleccionadas três cidades diferentes para a recolha de dados, nomeadamente Lahore, Gujranwala e Sialkot. Foi garantida a confidencialidade para incentivar a participação dos pacientes.

Os diferentes hospitais do sector público visitados em Lahore foram o hospital Services e o hospital Sir Ganga Ram. Os hospitais privados ou centros de infertilidade incluem o Fatima memorial hospital, o National hospital, o Mid city hospital, o LIFE e o Adil hospital, em Lahore. Em Gujranwala, o hospital Wapda foi selecionado para a recolha de dados. Em Sialkot, os hospitais do sector público seleccionados foram o Islam Central Hospital e o Allama Iqbal Memorial Hospital. Os hospitais e institutos privados seleccionados em Sialkot foram o Sardar Begum Hospital, o Sialkot Medical Complex, o Syed Medical Complex, a policlínica Cantt e o Samina Nasir Hospital.

Foram também recolhidos dados adicionais relativos ao diagnóstico e ao método de prescrição junto dos ginecologistas dos mesmos institutos médicos, bem como de outros institutos, por exemplo, Hamid Latif Hospital (Lahore), Dr. Yasmeen Rashid Private Clinic (Lahore), Shazia Batool Clinic (Sialkot), Islam Central Hospital (Sialkot) e Allama Iqbal Memorial Hospital (Sialkot).

Apenas os casos confirmados de infertilidade foram incluídos no estudo. A recolha de dados teve a duração de 2 meses, de julho de 2012 a agosto de 2012.

Todos os casos seleccionados não eram específicos da idade do doente. Os dados foram avaliados relativamente a aspectos seleccionados e comparados com artigos de investigação.

PROCESSAMENTO

O projeto é referenciado no estilo Vancouver. Foram utilizadas técnicas matemáticas e estatísticas simples para calcular a frequência e as percentagens para descrever os resultados. Foram utilizados diferentes programas para a assistência, por exemplo, Microsoft Excel 2010, Microsoft Office 2010, Windows 7.Medscape foi utilizado para verificar as interacções medicamentosas. O British National Formulary (BNF), edição de 2008, e o Drug Guide 5th , edição de 2011-2012, foram utilizados para o estudo de doses, dosagens, genéricos e outros medicamentos.

CAPÍTULO 4. RESULTADOS

Prevalência da infertilidade em diferentes cidades do Punjab

NOME DAS CIDADES	NÚMERO DE PACIENTES
Lahore	42
Gujranwala	21
Sialkot	20
Multan	3
Faisalabad	2
Islamabade	2
Sahiwal	3
Outras cidades	7

Quadro 4 Prevalência da infertilidade

Durante a recolha de dados, foram observadas doentes com infertilidade em diferentes cidades do Punjab acima referidas. Do total de 100 doentes, 42% (42 doentes) pertenciam a Lahore, 21% (21 doentes) a Gujranwala, 20% (20 doentes) a Sialkot, 3% (3 doentes) a Multan, 2% (2 doentes) a Faisalabad, 2% (2 doentes) a Islamabad, 3% (3 doentes) a Sahiwal e 7% (7 doentes) a outras cidades do Punjab.

Tipos de infertilidade

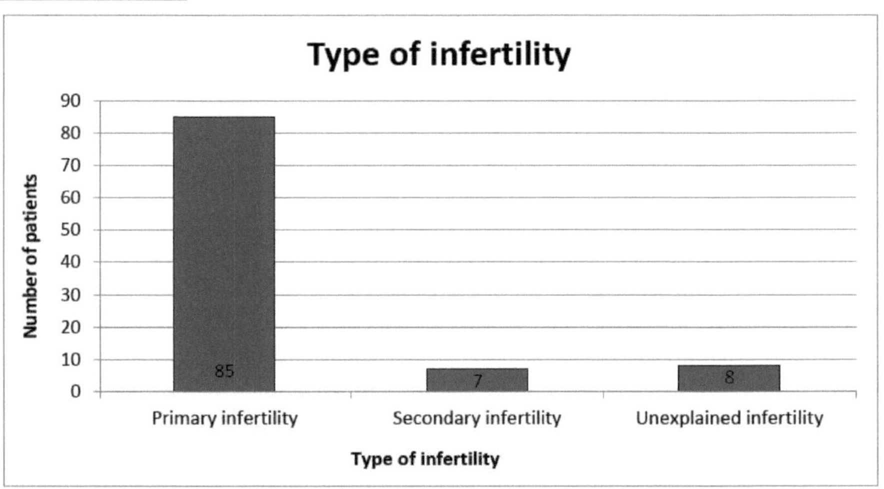

De um total de 100 doentes, 85% (85 doentes) tinham infertilidade primária, 7% (7 doentes) tinham infertilidade secundária e 8% (8 doentes) tinham infertilidade inexplicada.

Distribuição etária dos pacientes envolvidos no estudo

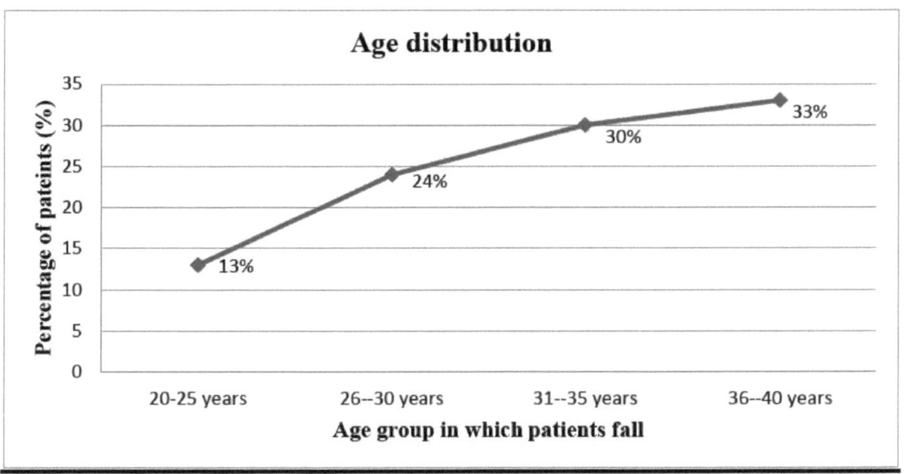

À medida que a idade dos doentes aumenta, a percentagem de doentes com infertilidade aumenta. Isto mostra que a fertilidade é afetada à medida que a idade avança. 13% dos doentes têm entre 20-25 anos. À medida que a idade aumenta, entre os 26 e os 30 anos, a percentagem de doentes neste grupo aumenta para 24%, havendo 32% de doentes inférteis no grupo etário dos 31-35 anos. Dos 100 doentes, o número máximo de doentes inférteis situa-se no grupo etário dos 36-40 anos, ou seja, 35%.

Causas da infertilidade

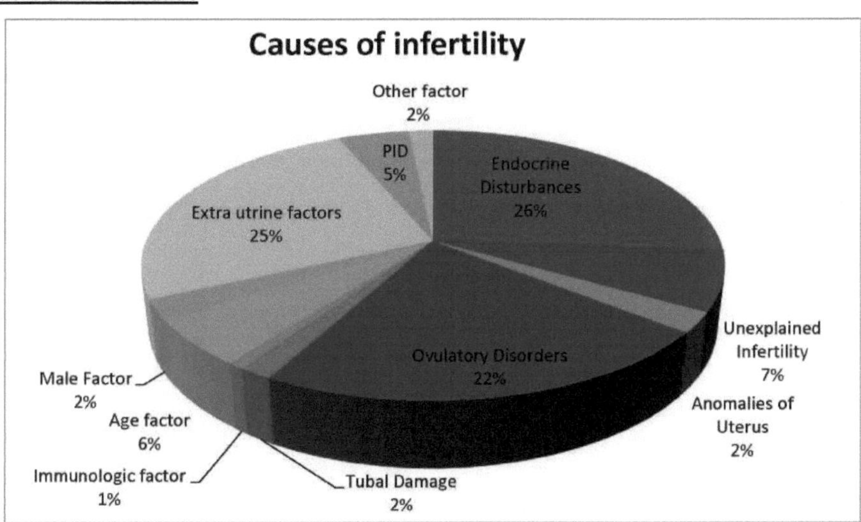

Entre as causas de infertilidade, a causa mais comum foram os distúrbios endócrinos. Havia 25% de doentes com distúrbios endócrinos, dos quais 22 doentes do sexo feminino tinham prolactina elevada, 3 doentes tinham desequilíbrio de FSH, 3 doentes tinham hipotiroidismo e 5 doentes tinham outros desequilíbrios hormonais. 22% da população tinha distúrbios ovulatórios, entre os quais 21 doentes tinham ovários anovulatórios e 7 doentes tinham insuficiência ovárica. Outras causas importantes de infertilidade são os factores extra-uterinos. Os factores extra-uterinos incluíam 25% da população, com 3 doentes com endometriose e 29 doentes com PCO. Havia 3% de doentes com anomalias do útero. 7% tinham infertilidade inexplicada. 5% da população tinha DIP. 6% das doentes eram inférteis devido ao fator idade. 2 em 100 doentes tinham lesões tubárias. 1% das doentes tinham um fator imunológico. As restantes doentes eram inférteis devido ao fator masculino. Havia muitas doentes com mais do que uma causa de infertilidade.

Desequilíbrio hormonal

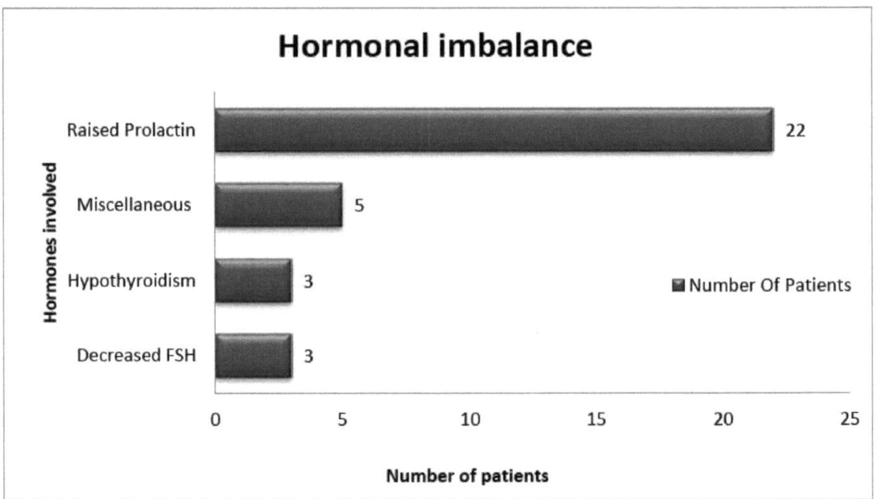

Dos 100 doentes, 33% (33 doentes) apresentavam um desequilíbrio hormonal. Diferentes hormonas contribuem para a infertilidade, por exemplo, aumento da prolactina, aumento da TSH, diminuição da FSH, etc. Dos 33 doentes, 66,7% (22 doentes) tinham prolactina aumentada, 9,1% (3 doentes) tinham TSH aumentada, 9,1% (3 doentes) tinham FSH diminuída e 15,1% (5 doentes) tinham problemas hormonais diversos.

Anomalias do útero

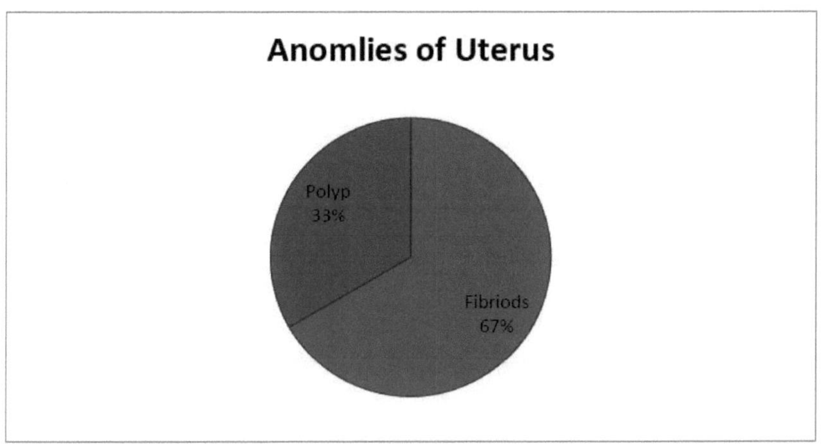

3 doentes apresentavam anomalias do útero, das quais 67% (2 doentes) tinham miomas e 33% (1 doente) tinham pólipos.

Outros factores que causam a infertilidade

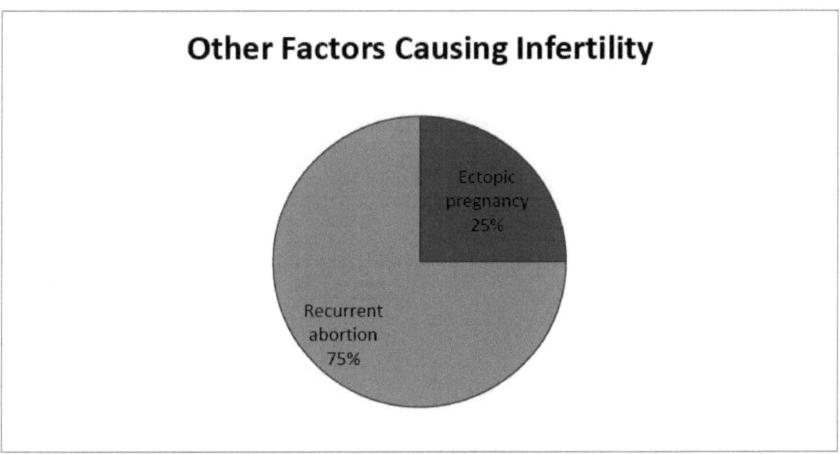

Outros factores que podem causar infertilidade são a gravidez ectópica e o aborto recorrente. 4% (4 pacientes) pertenciam a esta categoria. Das 4 doentes, 75% (3 doentes) tinham aborto recorrente e 25% (1 doente) tinham gravidez ectópica.

Medicamentos utilizados para tratar a infertilidade

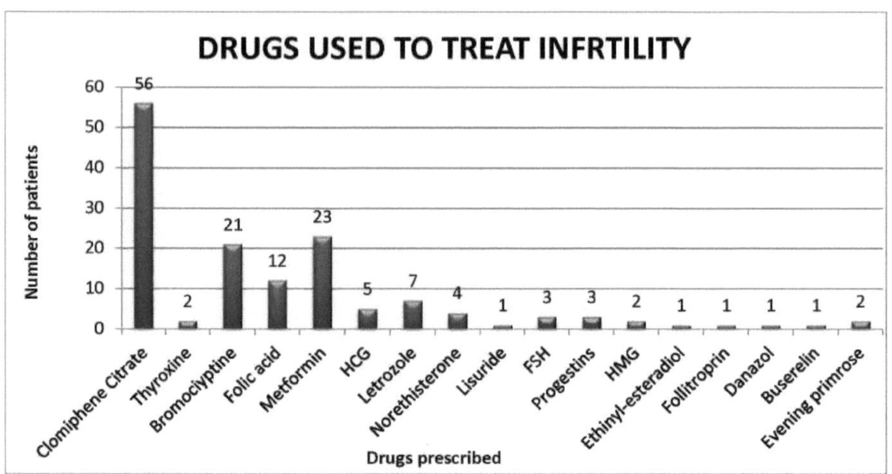

Os medicamentos acima indicados são os medicamentos mais frequentemente prescritos a doentes com infertilidade. Entre os fármacos mais prescritos, o citrato de clomifeno foi o que registou o maior número de doentes, ou seja, 56 doentes. A bromocriptina foi o segundo medicamento mais frequentemente prescrito a 21 doentes da população. A metformina foi administrada a 23 doentes, a hCG a 5 doentes, o letrozol a 7 doentes e a noretisterona a 4 doentes. A FSH foi administrada a 3 pacientes. HMG e progestina a 3 e 2 doentes, respetivamente. Outros medicamentos, como o óleo de promessa da noite, foram prescritos a 2 pacientes, Danazol a 1 paciente e 1 paciente estava a tomar folitropina.

Terapia medicamentosa de primeira linha

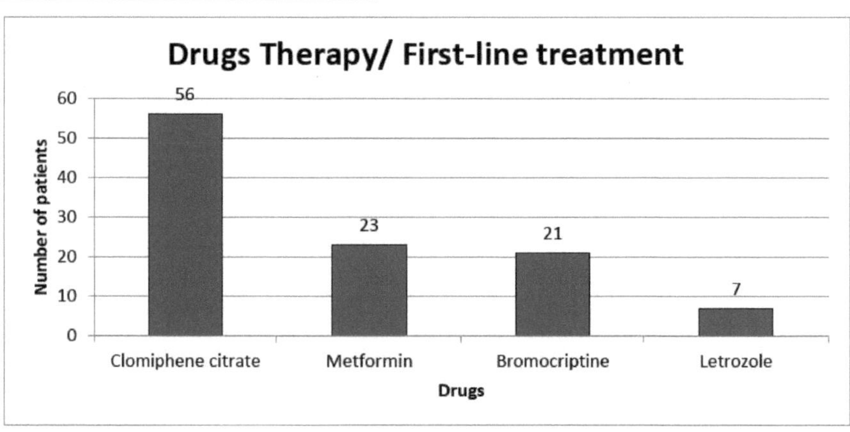

Os medicamentos administrados para induzir a ovulação incluem maioritariamente clomifeno, bromocriptina e metformina. 56 doentes receberam clomifenecitrato, 21 doentes receberam bromocriptina e 23 doentes receberam metformina.

Outros medicamentos prescritos

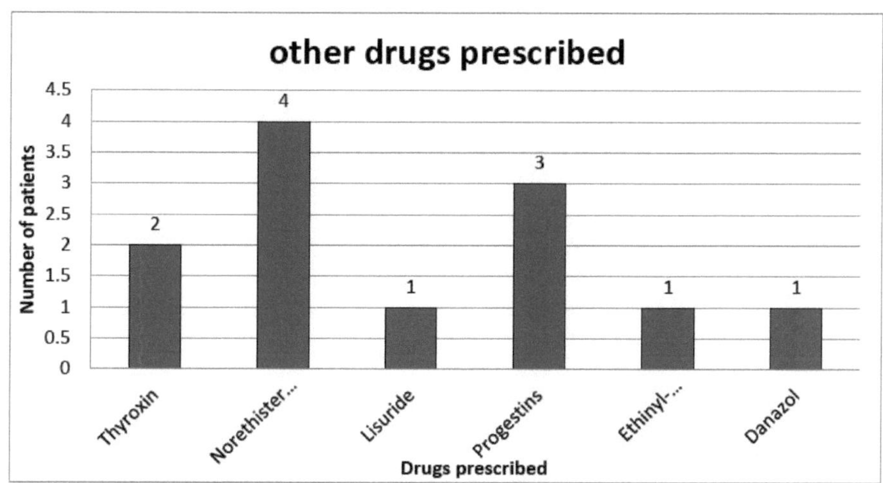

Medicamentos orais prescritos para além da terapia de primeira linha anteriormente mencionada para indução da ovulação e tratamento de outras causas que conduzem à infertilidade, por exemplo, tiroxina, noretisterona, lisurida, progestinas, etinilestradiol e danazol. Algumas doentes receberam os medicamentos supracitados como agente único para tratar a causa da infertilidade, enquanto outras foram administradas em combinação com os principais medicamentos para a infertilidade, por exemplo, citrato de clomifeno e tiroxina. 2 doentes receberam Tiroxina, 4 doentes receberam Noretisterona, 1 doente recebeu Lisurida, 3 doentes receberam Progestinas, 1 doente recebeu Etinil-esteradiol e 1 doente recebeu Danazol.

Terapêutica medicamentosa de segunda linha

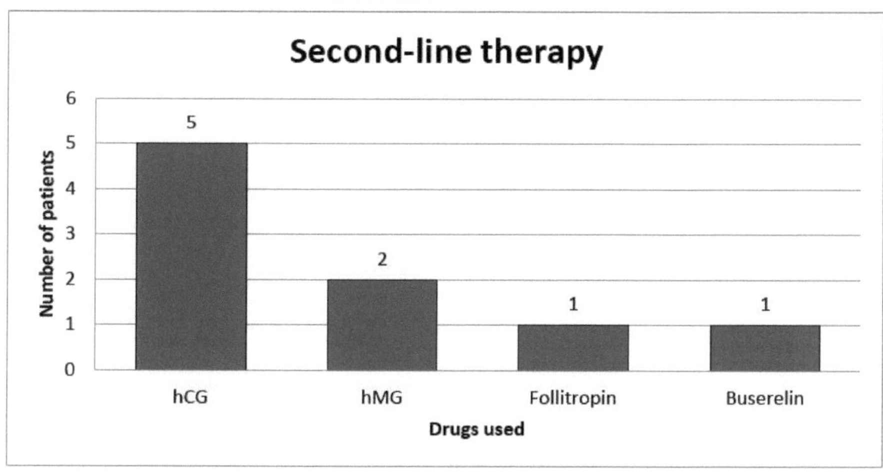

A terapêutica de segunda linha inclui gonadotropinas, por exemplo, hCG, hMG, folitropinas e análogos da hormona libertadora de gonadotropina (GnRH), por exemplo, buserelina. Dos 100 pacientes, 9 receberam terapia de segunda linha no decurso da sua terapia. Dos 9 doentes, 56% (5 doentes) receberam hCG, 2 doentes (22%) receberam hMG, 11% (1 doente) receberam folitropina e

11% (1 doente) receberam buserelina.

Medicamentos prescritos para complementar a terapêutica medicamentosa para a infertilidade

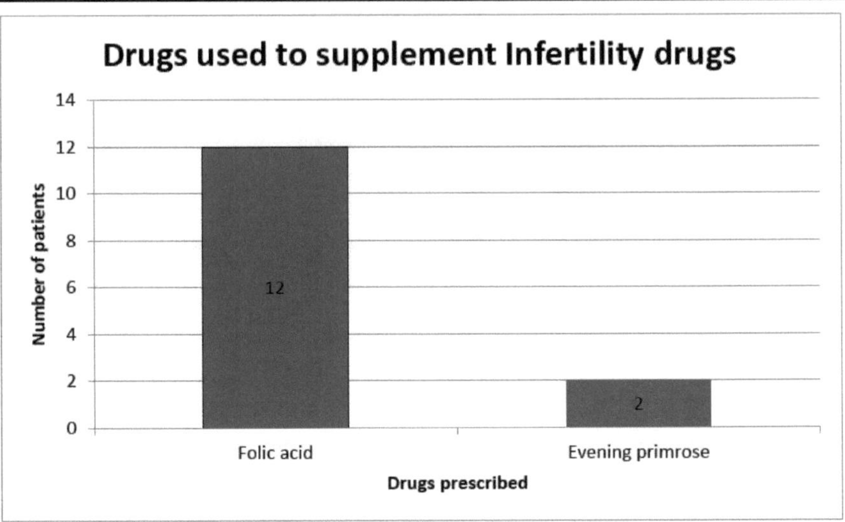

Outros medicamentos que não faziam parte da terapia medicamentosa para a infertilidade estavam a ser administrados aos doentes que estavam a tentar engravidar. Dos 100 pacientes, 12% (12 pacientes) receberam ácido fólico, enquanto 2% (2 pacientes) receberam prímula para complementar a terapia medicamentosa.

Número de pacientes e técnicas de reprodução assistida

ARTE	NÚMERO DE PACIENTES
Doentes que receberam TARV	20
Os doentes concordaram	35
Doentes não acordados	45

Quadro 5

Dos 100 pacientes, 20 pacientes (20%) tinham sido submetidos a ARTs, para além de que a ART foi sugerida a 35 pacientes (35%) e estes concordaram com ela. Por outro lado, 45 doentes (45%) não necessitaram de qualquer técnica assistida como tratamento.

Diferentes técnicas de reprodução assistida

TIPO DE ARTE	NÚMERO DE PACIENTES
Inseminação intra-uterina (IUI)	4
Fertilização in vitro (FIV)	16

Quadro 6

Da amostra de 100, 20 % (20 pacientes) foram submetidos a procedimentos de reprodução assistida. Destes 20 pacientes, 4 pacientes fizeram IUI e 16 pacientes fizeram FIV.

Distribuição etária das pacientes que foram submetidas a técnicas de reprodução assistida (TRA)

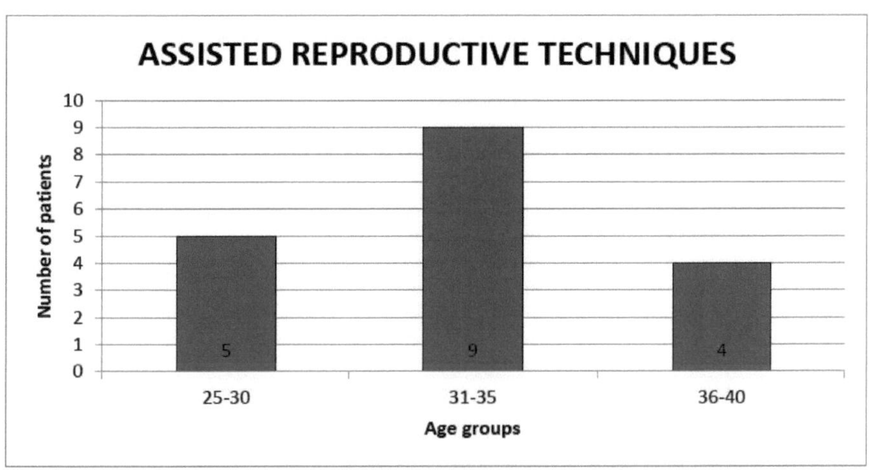

Dos 100 pacientes, 20 pacientes (20%) optaram por ART ou foram submetidos a Técnicas de Reprodução Assistida (ART). Estas 18 doentes pertenciam a diferentes grupos etários. Entre estas 18 doentes, 5 doentes (28%) pertenciam ao grupo etário dos 25-30 anos. 9 doentes (50%) pertenciam ao grupo etário dos 31-35 anos. Os restantes 4 doentes (22%) pertenciam ao grupo etário dos 36-40 anos.

Consumo de cafeína

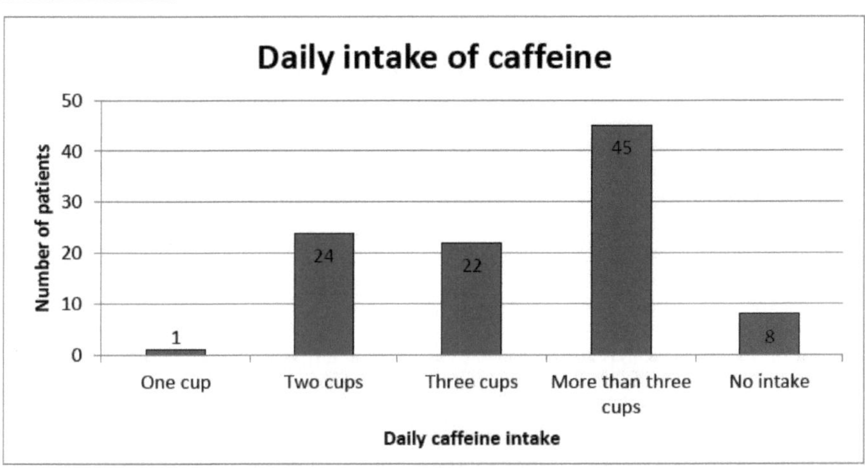

A fim de conhecer o efeito da cafeína na infertilidade, foram também obtidos dados relativos ao consumo diário de cafeína. Cada doente consome uma quantidade diferente de cafeína no seu quotidiano. De um total de 100 doentes, 1% (1 doente) tomava uma chávena de cafeína. 24% (24 doentes) tomavam duas chávenas de cafeína, 22% (22 doentes) tomavam três chávenas de cafeína, 45% (45 doentes) tomavam mais de três chávenas e 8% (8 doentes) não tomavam cafeína.

Outros parâmetros avaliados

OTHER PARAMETERS EVALUATED	NUMBER OF PATIENTS
EXERCISE	
Yes	96
No	4
OCCUPATION	
House wives	80
Workers	20
DIAGNOSTIC TESTS	
Conducted	96
Not conducted	4
CONCOMITANT DRUG THERAPY	
Yes	32
No	68
CAUSES	
More than one	17
Single cause	83
CHANGE OVER IN MEDICATION	7
HERBAL THERAPY	17

TERAPIA HERBAL

Dos 100 casos, 96% (96 doentes) praticavam exercício físico regularmente, conforme prescrito pelos seus ginecologistas. Este facto pode ajudar no tratamento da fertilidade.

A fertilidade pode dever-se à exposição a metais ou a medicamentos; por conseguinte, os dados relativos à profissão do doente são obtidos para obter informações adicionais que possam contribuir para um diagnóstico correto. Além disso, ao obter informações sobre a atividade profissional, o farmacêutico pode ficar a conhecer a situação financeira do doente. Dos 100 doentes, 80% (80 doentes) eram donas de casa, enquanto 20% (20 doentes) eram trabalhadoras.

Os testes de diagnóstico estavam a ser realizados antes do início do tratamento da infertilidade em 96% (96 doentes). Em contrapartida, 4% (4 doentes) iniciaram o tratamento antes de efectuarem quaisquer testes de diagnóstico e de avaliarem a causa subjacente da infertilidade.

68% (68 doentes) não estavam a tomar qualquer outro medicamento concomitantemente, para qualquer outra doença. 32% (32 doentes) estavam a fazer terapêutica medicamentosa concomitante, por exemplo, anti-hipertensiva, anti-anémica, antibióticos, anti-inflamatórios não esteróides (AINE), suplementos, etc.

Dos 100 doentes, 83% (83 doentes) tinham apenas uma causa subjacente, enquanto 17 doentes (17%) tinham mais do que uma causa subjacente, o que dificultava o tratamento desses doentes.

Dos 100 pacientes, 17% (17 pacientes) estavam a tomar fitoterapia sem qualquer prescrição de um médico registado.

Algumas doentes não estavam a responder à medicação prescrita, pelo que os ginecologistas mudaram o medicamento para tornar o tratamento eficaz. Das 100 pacientes, 7% (7 pacientes) tiveram uma mudança de medicamento no seu ciclo de tratamento.

CAPÍTULO 5

5.1 DISCUSSÃO

No Paquistão, a infertilidade não é considerada como uma questão de saúde, médica e social. Embora seja amplamente reconhecido que a esterilidade é um problema médico típico. Trata-se de uma questão médica multidimensional que não se deve apenas a problemas primários dos ovários, do endométrio e da trompa de ovário, mas pode também ser uma consequência das decisões impostas pelo modo de vida avançado, como a depressão, o casamento tardio, etc. O principal objetivo do presente estudo é revelar os factores de risco associados, as causas e o tratamento da infertilidade.

No Paquistão, onde a mulher ou a companheira é sempre culpada em todos os assuntos, a infertilidade é considerada uma maldição para elas. Infelizmente, a maioria das mulheres está na casa dos trinta ou quarenta anos quando vai consultar um médico especialista. Em praticamente todos os casos, o cônjuge começa por lidar com o especialista, pois existe a ideia errada de que o poder sexual de um homem é proporcional à fertilidade. A incapacidade de ter um filho é uma questão tão imperativa e apaixonante.

Para efeitos do estudo, foram seleccionadas aleatoriamente 100 pacientes do sexo feminino, de diferentes zonas do Punjab. O estudo revelou que os hospitais privados adoptam uma abordagem mais racional em relação ao tratamento da infertilidade do que os hospitais públicos. A diferença no tratamento deve-se ao facto de os hospitais privados tratarem os doentes de acordo com parâmetros físicos individuais, por exemplo, idade, peso, etc., e resultados laboratoriais. A idade da doente infértil mais jovem incluída no estudo era de 20 anos. O doente infértil com a idade máxima no estudo tinha 40 anos. O grupo etário mais afetado foi o dos 30-40 anos. A idade e a infertilidade têm uma relação direta, pois à medida que a idade avança, as hipóteses de a mulher conceber diminuem. No estudo efectuado, 13% das mulheres eram inférteis no grupo etário dos 20-25 anos. À medida que a idade aumenta, o número de pacientes inférteis também aumenta. Havia 24% de mulheres inférteis no grupo etário dos 26-30 anos. As mulheres com mais de 35 anos de idade representavam 34% da população total.

A infertilidade é classificada como infertilidade primária, infertilidade secundária e infertilidade inexplicada. A população selecionada incluía 85% (85 doentes) de infertilidade primária, 7% (7 doentes) de infertilidade secundária e 8% (8 doentes) de infertilidade inexplicada.

No estudo realizado, a causa que mais contribuiu foi a síndrome dos ovários poliquísticos (SOP). Num total de 100 doentes, estavam presentes 29 doentes com SOP. A segunda causa mais prevalente foi o aumento da prolactina, com 22 doentes. A terceira causa mais comum encontrada no estudo foi a anovulação, com 21 doentes. Outras causas hormonais que contribuíram para a infertilidade foram o aumento da TSH em 3 doentes, a diminuição da FSH em 3 doentes, 22 doentes com prolactina aumentada e 5 doentes com desequilíbrios hormonais diversos. Na população selecionada, 3 casos apresentavam anomalias do útero, sendo que 2 doentes tinham miomas e 1 doente tinha um pólipo. Outras doentes inférteis eram 33, entre as quais 2 tinham um fator de aumento da idade, 6 tinham um aumento de peso e 3 doentes tinham endometriose. Para além destes factores, 7 doentes eram inférteis devido a doenças inflamatórias pélvicas, 7 doentes tinham insuficiência ovárica e 2 tinham subfertilidade. Das 4 doentes, 1 tinha uma gravidez ectópica e 3 tinham abortos recorrentes. As restantes doentes eram inférteis devido a lesões nas trompas de Falópio causadas por laparoscopia.

Foram efectuados diferentes testes de diagnóstico, por exemplo, análises à urina, análises ao sangue, perfil hormonal, testes para doenças auto-imunes. Outros exames imagiológicos incluem a ecografia, a histerossalpingografia (HSG) e a laparoscopia. Esta abordagem foi limitada a certos hospitais em alguns hospitais. Entre 100 doentes, 97 doentes (97%) estavam a realizar testes de diagnóstico antes de iniciar o tratamento. Enquanto 3 doentes (3%) estavam a receber tratamento sem a realização de testes de diagnóstico antes do início do tratamento.

Os medicamentos foram prescritos de acordo com o estado da doente e a causa subjacente da infertilidade. Os medicamentos prescritos enquadram-se nestas categorias, ou seja, os estimulantes da ovulação são administrados como terapia de primeira linha e a terapia hormonal é administrada como terapia de segunda linha. Os doentes que não responderam às terapias acima indicadas foram submetidos a procedimentos cirúrgicos.

Os medicamentos mais frequentemente prescritos foram o citrato de clomifeno, que foi prescrito a 56% das doentes. A metformina foi prescrita a 23% das doentes, a bromocriptina a 21% das doentes, a FSH a 3% das doentes, a hCG a 5% das doentes e o letrozol a 7% das doentes inférteis. Outros medicamentos prescritos foram tiroxina, Danazol, progestagénios, hMG, noretisterona, etinil-esteradiol, Lisuride, follitropina e buserelina. Havia alguns medicamentos que não estavam disponíveis no Paquistão e que foram importados do Reino Unido, como as multivitaminas Servit, MCal, etc. Alguns doentes não estavam a responder ao tratamento, pelo que houve uma mudança de medicamento em 7% dos doentes. Alguns medicamentos não eram indicados para o tratamento da infertilidade, mas também estavam a ser prescritos nalgumas instalações e tinham resultados notáveis.

68% dos doentes tomavam apenas medicamentos para tratar a infertilidade, ao passo que 32 doentes (32%) estavam a fazer terapia concomitante, por exemplo, anti-hipertensivos, suplementos, anti-anémicos, etc. Alguns dos doentes estavam a tomar concomitantemente medicamentos à base de plantas sem qualquer prescrição adequada. Entre a população selecionada, havia 7% de casos que estavam a fazer terapêutica à base de plantas. Alguns dos doentes estavam a fazer terapêutica medicamentosa concomitante. Foram também assinaladas algumas interacções medicamentosas na terapêutica medicamentosa prescrita.

As reacções adversas mais comuns mencionadas pelas doentes submetidas a tratamento para a infertilidade foram acne, pele oleosa, tonturas, anorexia, azia, hipotensão, suores frios, sedação, náuseas e vómitos, manchas, alteração do fluxo menstrual, etc. Deve existir um farmacêutico clínico para a utilização racional dos medicamentos e para a seleção das marcas em função da adesão dos doentes.

As doentes com insucesso do tratamento e infertilidade inexplicada foram submetidas a ART, por exemplo, IUI, FIV, ICSI, etc., das quais 35 foram submetidas a ART. O custo do tratamento varia consoante o modo de tratamento, o custo do tratamento medicamentoso varia entre 500 e 5000 rupias, enquanto o custo da IUI é de 20 000-40 000 rupias por ciclo e a FIV custa 2,5-3,0 rupias por ciclo.

Se o diagnóstico for feito mais cedo, há mais hipóteses de os doentes inférteis responderem melhor ao tratamento, ou seja, tanto à medicação como às tecnologias de reprodução assistida (TRA).

O farmacêutico pode garantir uma terapêutica segura e eficaz, analisando as receitas médicas e analisando possíveis interacções medicamentosas, verificando a dosagem e o regime prescrito, as contra-indicações e fornecendo informações valiosas sobre o medicamento ao prescritor e ao doente. O farmacêutico pode também tornar a terapêutica rentável, seleccionando uma marca de medicamento adequada de entre todas as marcas amplamente disponíveis.

5.2 CONCLUSÃO:

A infertilidade não constitui uma ameaça à vida, mas os casais inférteis sofrem graves consequências psicossociais. Trata-se sempre de um desafio global. A família e a maternidade são vistas como um privilégio de cada pessoa. A infertilidade é um problema médico importante que exige um tratamento adequado. No passado e ainda hoje, o tratamento e a gestão da infertilidade são uma questão médica problemática devido à dificuldade de tratamento e diagnóstico das doenças reprodutivas. A ciência medicinal atual criou tratamentos impulsionados para ajudar a propagação no decurso dos últimos vinte anos. O casal deve receber dados sensatos sobre as suas probabilidades de ter um nascimento vivo, e também sobre os perigos e despesas do projeto de gestão e as suas escolhas alternativas.

As nações asiáticas têm de se aperceber da importância desta questão e têm de mostrar entusiasmo, afectando os recursos necessários para resolver o problema das pessoas desta região. A ajuda terapêutica e financeira às mulheres inférteis, que implica um acesso menos exigente às administrações medicinais, um maior âmbito de proteção, uma maior ajuda social e informação, são necessidades essenciais para resolver a questão. Se o diagnóstico for feito mais cedo, há mais hipóteses de os doentes inférteis responderem melhor ao tratamento, ou seja, tanto à medicação como às tecnologias de reprodução assistida (TRA).

Os farmacêuticos podem desempenhar um papel vital na otimização da terapia medicamentosa, garantindo uma utilização segura e rentável dos medicamentos para a infertilidade.

Bibliografia:

Abramov Y, Elchalal U, S. J. (1998) 'Obstetric outcome ofin vitro fertilized pregnancies complicated by severe ovarian hyperstimulation syndrome: a multicenter study', *Fertility and Sterility.* Elsevier, 70(6), pp. 1070-1076. doi: 10.1016/S0015-0282(98)00350-l.

Annas, G. J. (1998) "The Shadowlands - Secrets, Lies, and Assisted Reproduction", *New England Journal of Medicine,* 339(13), pp. 935-939. doi: 10.1056/NEJM199809243391325. Belker, A.M, et al (1991) 'Results of 1,469 Microsurgical Vasectomy Reversals by the Vasovasostomy Study Group', *The Journal of Urology.* Elsevier, 145(3), pp. 505-511. doi: 10.1016/S0022-5347(17)38381-7.

Belker, AM and Steinbock, G. (1990) 'Transrectal Prostate Ultrasonography as a Diagnostic and Therapeutic Aid for Ejaculatory Duct Obstruction', *The Journal of Urology.* Elsevier, 144(2), pp. 356-358. doi: 10.1016/80022-5347(17)39455-7.

Benagiano, G., Bastianelli, C. and Farris, M. (2006) '[Infertilidade: uma perspetiva global]', *Minerva ginecologica,* 58(6), pp. 445-57. Disponível em: http://www.ncbi.nlm.nih.gov/pubmed/17108875 (Acedido em: 28 de outubro de 2017).

Biljan, M. M., Hemmings, R. e Brassard, N. (2005) "The outcome ofl50 babies following the treatment with letrozole or letrozole and gonadotropins", *Fertility and sterility.* Elsevier, 84, p. S95.

Birdsall, M. e Kennedy, S. (1996) "The risk of aortic dissection in women with Turner syndrome", *Human reproduction.* Citeseer, 11(7), p. 1587.

Boivin, J. *et al.* (2007) "International estimates of infertility prevalence and treatment-seeking: potential need and demand for infertility medical care", *Human Reproduction,* 22(6), pp. 15061512. doi: 10.1093/humrep/dem046.

Boomsma, C. M., Keay, S. D. e Mackion, N. S. (2007) "Peri-implantation glucocorticoid administration for assisted reproductive technology cycles", em Boomsma, C. M. (ed.) *Cochrane Database of Systematic Reviews.* Chichester, UK: John Wiley & Sons, Ltd, p. CD005996. doi: 10.1002/14651858.CD005996.pub2.

Buchter, D. *et al.* (1998) "Pulsatile GnRH or human chorionic gonadotropin/human menopausal gonadotropin as effective treatment for men with hypogonadotropic hypogonadism: a review of 42 cases.", *European journal of endocrinology,* 139(3), pp. 298-303. Disponível em: http://www.ncbi.nlm.nih.gov/pubmed/9758439 (Acedido em: 3 de novembro de 2017).

Buyalos, R. P. and Lee, C. T. (1996) 'Polycystic ovary syndrome: pathophysiology and outcome with in vitro fertilization.', *Fertility and sterility,* 65(1), pp. 1-10. Disponível em: http://www.ncbi.nlm.nih.gov/pubmed/8557121 (Acedido em: 3 de novembro de 2017).

Carter, S. S., Shinohara, K. e Lipshultz, L. I. (1989) "Transrectal ultrasonography in disorders of the seminal vesicles and ejaculatory ducts.", *The Urologic clinics of North America,* 16(4), pp. 773-90. Disponível em: http://www.ncbi.nlm.nih.gov/pubmed/2683306 (Acedido em: 3 de novembro de 2017).

Charny, C. W. and Baum, S. (1968) 'Varicocele and Infertility', *JAMA: The Journal of the American Medical Association.* AmericanMedical Association, 204(13), p. 1165. doi: 10.1001/jama.l968.03140260005002.

Clark, J. H., Peck, E. J. e Anderson, J. N. (1974) "Oestrogen receptors and antagonism of steroid hormone action", *Nature.* Springer, 251(5474), pp. 446-448.

Dahlgren E, Johansson S, Lindstedt G, Knutsson F, Oden A, JansonPO, et al (1992) 'Women with polycystic ovary syndrome wedge resected in 1956 to 1965: a long-term follow-up focusing on natural history and circulating hormones', *Fertility and Sterility.* Elsevier, 57(3), pp. 505-513. doi: 10.1016/S0015-0282(16)54892-4.

Definition of Female Infertility (sem data). Disponível em: http://info.patientsmedical.com/healthaz/infertilityfemale/default.aspx (Acedido em: 3 de novembro de 2017). *Guia de medicamentos.* 5ª ed. (2012).

EiichiroShiraiM.D.*RihachiIizukaM.D.YukioNotakeM.D. (1981) "The agonistic-antagonistic properties of clomiphene: A review", *Pharmacology & Therapeutics.* Pergamon, 15(3), pp. 467519. doi: 10.1016/0163-7258(81)90055-3.

Female Infertility - Harvard Health (sem data). Disponível em: https://www.health.harvard.edu/womens-health/female-infertility (Acedido em: 4 de novembro de 2017). *Fertilidade - Home* (sem data). Disponível em: http://www.fertilityasia.com.pk/en/index.html (Acedido em: 3 de novembro de 2017).

Franks, S. (1995) "Polycystic ovary syndrome", *N Engl j med.* Mass Medical Soc, 1995(333), pp. 853-861.

GLAZENER, C. M. A., KELLY, N. J. e HULL, M. G. R. (1987) "Prolactin measurement in the investigation of infertility in women with a normal menstrual cycle", *BJOG: An International Journal of Obstetrics & Gynaecology.* Blackwell Publishing Ltd, 94(6), pp. 535-538. doi: 10.1111/J.1471-0528.1987.TB03146.X.

Gnoth, C. *et al.* (2005) "Definition and prevalence of subfertility and infertility", *Human Reproduction.* OxfordUniversity Press, 20(5), pp. 1144-1147. doi: 10.1093/humrep/deh870. Goldenberg, R. L. e White, R. (1975) "The effect of vaginal lubricants on sperm motility in vitro.", *Fertility and sterility,* 26(9), pp. 872-873.

"Gonadotropin-releasing hormone deficiency in men: Diagnosis and treatment with exogenous gonadotropin-releasing hormone" (1990) *American Journal of Obstetrics and Gynecology.* Mosby, 163(5),pp. 1752-1758. doi: 10.1016/0002-9378(90)91440-N.

Greene, M. F. *et al.* (1989) "First-trimester hemoglobin Al and risk for major malformation and spontaneous abortion in diabetic pregnancy", *Teratology.* Wiley Subscription Services, Inc., A Wiley Company, 39(3), pp. 225-231. doi: 10.1002/tera.l420390303.

Griffin, JE e Wilson, J. (1992) *Disorders of sexual differentiation (Perturbações da diferenciação sexual). Em Walsh, P.C, et al. (eds.): Campbellis Urology.* 2nd edn. Editado por et al P.C. Walsh. Philadelphia: W.B. Saunders.

H.PurcellR.N.(M.S.N.), M. J. C. D. M. (1992) 'Varicocelectomy: incidence of external spermatic vein involvement in the clinical varicocele', *Urology.* Elsevier, 39(6), pp. 573-575. doi: 10.1016/0090-4295(92)90022-0.

Healy DL, Trounson AO, A. A. (1994) "Female infertility: causes and treatment", *The Lancet.* Elsevier, 343(8912), pp. 1539-1544. doi: 10.1016/S0140-6736(94)92941-6.

História da Infertilidade.www.acfs2QQ0.com/history_of_infertility.html.201Q-2Q12 - Pesquisa Google (sem data). Disponível em:

https://www.google.com.pk/search?q=History+of+Infertility.www.acfs2000.com%2Fhistory_of _infertility.html.2010-

2012&rlz=lClGGRV_enPK751PK751&oq=History+of+Infertility.www. acfs2000.com%2Fhistory_of_infertility.html.2010-2012&aqs=chrome..69i57.8575j0j4&sourc (Acedido em: 28 de outubro de 2017).

Homburg, R. *et al.* (1989) "One hundred pregnancies after treatment with pulsatile luteinising hormone releasing hormone to induce ovulation.", *BMJ (Clinical research ed.).* British Medical Journal Publishing Group, 298(6676), pp. 809-12. doi: 10.1136/BMJ.298.6676.809.

HOME - Sociedade Americana de Medicina Reprodutiva (sem data). Disponível em: http://npg-asrm.org/home?ssopc=l (Acedido: 4Novembro 2017).

Homepage - RESOLVE: A Associação Nacional de Infertilidade (sem data). Disponível em: http://resolve.org/ (Acedido: 4Novembro 2017).

Honig, S.C e Oates, R. . (1994) *Infertility. In: Clinical Urology.* Editado por M. B. S. M. F. P. R.J. Krane. J.B. Lippincott.

Hopkins CC, Hall JE, Santoro NF, Martin KA, Filicori M, C. W. J. (1989) *Closed intravenous administration of gonadotropin-releasing... : Obstetrics & Gynecology, Obstet Gynecol.* Disponível em: http://joumals.lww.eom/greenjournal/abstract/1989/08000/closed_intravenous_administration_of ,26.aspx (Acesso em: 4 de novembro de 2017).

Hormonal Therapy - Fertility Drug Therapies For Women (sem data). Disponível em: https://www.arcfertility.com/patient-resources/infertility-tutorial/hormonal-therapy/ (Acedido em: 4 de novembro de 2017).

Hoxsey, R. e Rinehart, J. S. (1997) "Infertility and subsequent pregnancy.", *Clinics in perinatology,* 24(2), pp. 321-42. Disponível em: http://www.ncbi.nlm.nih.gov/pubmed/9209806 (Acedido em: 4 de novembro de 2017).

Hull, M. G. *et al.* (1985) "Population study of causes, treatment, and outcome ofinfertility.", *British medical journal (Clinical research ed.). British* Medical Journal Publishing Group, 291(6510), pp. 1693-7. doi: 10.1136/BMJ.291.6510.1693.

Hwang, W. J. *et al.* (1998) "Ischemic stroke in a young woman with ovarian hyperstimulation syndrome.", *Journal of the Formosan Medical Association = Taiwan yi zhi,* 97(7), pp. 503-6. Disponível em: http://www.ncbi.nlm.nih.gov/pubmed/9700249 (Acedido em: 4 de novembro de 2017).

I. LipshultzM.D., G. D. L. D. G. R. C. D. fClaireHuckinsPh. D. L. (1981) 'Recovery from Severe Oligospermia After Exposure to Dibromochloropropane', *Fertility and Sterility.* Elsevier, 35(1), pp. 46-53. doi: 10.1016/S0015-0282(16)45257-X.

FIV - Medicamentos em uso - IVF-Worldwide (sem data). Disponível em: http://www.ivf-worldwide.com/education/ivf-drug-in-use.html (Acedido em: 4 de novembro de 2017).

J . ThompsonM.D., R. C. M. D. R. (1966) 'The Effect of Clomiphene Citrate in Male Infertility', *Fertility and Sterility.* Elsevier, 17(1), pp. 94-103. doi: 10.1016/80015-0282(16)35830-7.

Jackson, R. A. *et al.* (2004) 'Perinatal Outcomes in Singletons Following In Vitro Fertilization: AMeta-Analysis", *Obstetrics & Gynecology,* 103(3), pp. 551-563. doi: 10.1097/01.AOG.0000114989.84822.51.

Kelly-Weeder, S. e Cox, C. L. (2006) "The impact oflifestyle risk factors on female infertility.", *Women & health,* 44(4), pp. 1-23. Disponível em: http://www.ncbi.nlm.nih.gov/pubmed/17456461 (Acedido em: 28 de outubro de 2017).

Kubo, H. (2009) "Epidemiology of Infertility and Recurrent Pregnancy Loss in Society with Fewer Children", *JMAJ,* 52(521), pp. 23-28. Disponível em: https://www.med.or.jp/english/joumal/pdf/2009_01/023_028.pdf (Acedido: 3 de novembro de 2017).
Lee, J. R. e Hanley, J. (1999) 'MD and Virginia Hopkins, What Your Doctor May Not Tell You About Premenopause'. Nova Iorque, NY, Warner Books.

Lee, J. R. and Hopkins, V. (2006) *Dr. John Lee's hormone balance made simple : the essential how-to guide to symptoms, dosage, timing, and more.* Warner Wellness.

Legro, R. S. *et al.* (1999) 'Prevalence and Predictors ofRisk for Type 2 Diabetes Mellitus and Impaired Glucose Tolerance in Polycystic Ovary Syndrome: A Prospective, Controlled Study in 254 Affected Women[1] ", *The Journal of Clinical Endocrinology & Metabolism,* 84(1), pp. 165- 169. doi: 10.1210/jcem.84.1.5393.

Lunenfeld, B. e Insler, V. (1986) *Infertility: Male and Female.* Churchill Livingstone Edinburgh.

M, V. (1984) "Childlessness and infecundity". Instituto Internacional de Estatística de Voorburg, Países Baixos, 1984 Mar. Disponível em: https://www.popline.org/node/405144 (Acedido: 3 de novembro de 2017).

Malpani, A. e M. (2001) *How to have a baby - overcoming infertility.* UBC Publishers. Martin, J., British Medical Association, e Royal Pharmaceutical Society of Great Britain. (2008) *British National Formulary: No. 56. setembro de 2008.* Grupo BMJ e RPS Pub. Miyake, A. *et al.* (1983) "Clomiphene citrate induces luteinizing hormone release through hypothalamic luteinizing hormone-releasing hormone in vitro.", *Ata endocrinologica.* European Society ofEndocrinology, 103(3), pp. 289-92. doi: 10.1530/ACTA.0.1030289.

Ombelet, W. *et al.* (2008) "Infertility and the provision ofinfertility medical services in developing countries", *Human Reproduction Update,* 14(6), pp. 605-621. doi: 10.1093/humupd/dmn042.

Polycystic ovary syndrome" (2007) *The Lancet.* Elsevier, 370(9588), pp. 685-697. doi: 10.1016/S0140-6736(07)61345-2.

Pryor, J. L. e Howards, S. S. (1987) "Varicocele.", *The Urologic clinics of North America,* 14(3), pp. 499-513. Disponível em: http://www.ncbi.nlm.nih.gov/pubmed/3303595 (Acedido em: 4 de novembro de 2017).

Puri, P, Barton, D, O. (1985) 'Prepubertal testicular torsion: Subsequent fertility", *Journal of Pediatric Surgery.* W.B. Saunders, 20(6), pp. 598-601. doi: 10.1016/S0022-3468(85)80006-3. Rao, MandRao, D. (1977) 'Cytogenetic Studies in Primary Infertility', *Fertility and Sterility.* Elsevier, 28(2), pp. 209-210. doi: 10.1016/S0015-0282(16)42385-X.

Rossing, M. A. *et al.* (1994) "Ovarian Tumors in a Cohort of Infertile Women", *New England Journal of Medicine,* 331(12), pp. 771-776. doi: 10.1056/NEJM199409223311204.

Roupa, A. Z. (2009) 'CAUSAS DE INFERTILIDADE EM MULHERES EM IDADE REPRODUTIVA', *HSJ - HEALTH SCIENCE JOURNAL* ®, 3(2). Disponível em: https://pdfs.semanticscholar.org/07df/e9b9a5be0537da02dba7e0a9d5b78ff3eeda.pdf (Acedido em: 3 de novembro de 2017).

Schenker JG, E. Y. (1994) "Complications of assisted reproductive techniques", *Fertility and Sterility.* Elsevier, 61(3), pp. 411-422. doi: 10.1016/S0015-0282(16)56568-6.

Schriock, E. D. and Jaffe, R. B. (1986) 'Induction of ovulation with gonadotropin-releasing hormone.', *Obstetrical & gynecological survey,* 41(7), pp. 414-23. Disponível em: http://www.ncbi.nlm.nih.gov/pubmed/3531933 (Acedido em: 4 de novembro de 2017).

Scommegna, A. and Lash, S. R. (1969) 'Overstimulation Ovarian, Massive Ascites, and Singleton Pregnancy After Clomiphene', *JAMA: The Journal of the American Medical Association.* American Medical Association, 207(4), p. 753. doi: 10.1001/jama.l969.03150170079022.

Shevell, T. *et al.* (2005) 'Assisted Reproductive Technology and Pregnancy Outcome', *Obstetrics & Gynecology,* 106(5, Part 1), pp. 1039-1045. doi: 10.1097/01.AOG.0000183593.24583.7c.

Shirai E, lizuka R, N. Y. (1972) 'Clomiphene Citrate and Its effects Upon Ovulation and Estrogen', *Fertility and Sterility.* Elsevier, 23(5), pp. 331-338. doi: 10.1016/S0015- 0282(16)38943-9.

Sigman, Lipshultz, LlandHowards, S. . (1997) *Avaliação do homem subfértil. In: Infertilidade no Homem.* 3rd edn. Editado por L. I. L. e S. S. Howards.St.Louis. Mosby-Year Book.

Southam, A. L. e Janovski, N. A. (1962) 'Massive Ovarian Hyperstimulation with Clomiphene Citrate', *JAMA: The Journal of the American Medical Association.* American Medical Association, 181(5), p. 443. doi: 10.1001/jama.l962.03050310083018b.

Steptoe, P. C., Edwards, R. G. e Purdy, J. M. (1980) "CLINICAL ASPECTS OF PREGNANCIES

ESTABLISHED WITH CLEAVING EMBRYOS GROWN IN VITRO*", *BJOG: An International Journal of Obstetrics and Gynaecology.* Blackwell Publishing Ltd, 87(9), pp. 757-768. doi: 10.1111/j.l471-0528.1980.tb04611.x.

T.SchürmeyerL.BelkienU.A.KnuthE.Nieschlag (1984) "AZOOSPERMIA REVERSÍVEL

INDUZIDO PELO ESTERÓIDE ANABÓLICO 19-NORTESTOSTERONA", *The Lancet.* Elsevier, 323(8374), pp. 417-420. doi: 10.1016/S0140-6736(84)91752-5.

TIETZE, C. (1957) "Reproductive span and rate of reproduction among Hutterite women", *Fertility and sterility,* 8(1), pp. 89-97. Disponível em: http://www.ncbi.nlm.nih.gov/pubmed/13405050 (Acedido em: 4 de novembro de 2017).

Tobias H, Carr LA, V. J. (1981) "Effect of estradiol benzoate and clomiphene on tyrosine hydroxylase activity and on luteinizing hormone and prolactin levels in ovariectomized rats", *Life Sciences.* Pergamon, 29(7), pp. 711-716. doi: 10.1016/0024-3205(81)90024-2.

Visscher, R. D. (1994) "Economic implications of assisted reproductive technology.", *The New England journal of medicine,* 331(23), p. 1588; resposta do autor 1589. Disponível em: http://www.ncbi.nlm.nih.gov/pubmed/7969332 (Acedido em: 4 de novembro de 2017).

van de Vrie W, Baggen MG, Visser W, Derkx FH, Morrel B, O. (1997) 'High renin and prorenin in plasma and pleural exudate of a patient with the ovarian hyperstimulation syndrome', *The Netherlands Journal of Medicine.* Já não publicado pela Elsevier, 51(6), pp. 232-236. doi: 10.1016/S0300-2977(97)00065-X.

Wilcox LS, M. W. (1993) "Use ofinfertility services in the United States", *ObstetGynecol,* 7(82), p. 122.

Zacur, H. A. (1985) "Ovulation induction with gonadotropin-releasing hormone.", *Fertility and sterility.* Elsevier Inc., 44(4), pp. 435-48. Disponível em: http://www.ncbi.nlm.nih.gov/pubmed/3902510 (Acedido em: 4 de novembro de 2017).

Zarate, A. *et al.* (1973) "Therapeutic effect of synthetic luteinizing hormone-releasing hormone (LH-RH) in male infertility due to idiopathic azoospermia and oligospermia.", *Fertility and sterility.* Elsevier Inc., 24(6), pp. 485-6. Disponível em: http://www.ncbi.nlm.nih.gov/pubmed/4575636 (Acedido em: 3 de novembro de 2017).

APÊNDICE 1: Questionário para os doentes

Idade: _________ Cidade: _________

Peso: _________ Hospital: ___________________________

Altura: _________ ___________________________________

Dados matrimoniais;

Com que idade é que se casou? _________

Quanto tempo passou desde que se casaram? _________

Com que idade lhe foi diagnosticada a infertilidade? _________

Quanto tempo passou desde que está a tentar engravidar? _________

História familiar;

Alguém na sua família tem este problema de fertilidade? Sim □ Não □

Em caso afirmativo, qual é a sua relação com eles? _________

História;

O seu ciclo menstrual é regular? Sim □ Não □

Está na menopausa? Sim □ Não □

Menopausa pré-matura? Sim □ Não □

Sofre de amenorreia? Sim □ Não □

Tem antecedentes de aborto espontâneo? _________

Alguma interrupção de gravidez anterior? _________

Alguma cirurgia relacionada com o sistema genital? _________

Condições de vida;

Onde é que vive? _________

Trabalha ou é dona de casa? _________

Existe alguma fábrica ou indústria perto da sua residência? _________

Estilo de vida;

É fumador? Sim □ Não □

Bebe? Sim □ Não □

É toxicodependente? Sim □ Não □

Qual é o seu consumo diário de café ou chá? _________

Faz exercício físico? Sim □ Não □

Com que frequência faz exercício? _________

Que tipo de exercício é que faz? _________

Este exercício é recomendado pelo seu médico? Sim □ Não □

Historial da dieta:

Qual era a sua dieta antes do tratamento? _________

Existe algum plano de dieta recomendado pelo médico? Sim □ Não □

Se sim, o que é? ____

____

Restrições______________

Suplementos: __________

Estado da doença:

Anemia	Sim □	Não □
Doenças do aparelho reprodutor	Sim □	Não □
Doença hepática	Sim □	Não □
Hepatite B e C	Sim □	Não □
Doença renal	Sim □	Não □
Doença inflamatória pélvica	Sim □	Não □
Diabetes	Sim □	Não □
DSTs	Sim □	Não □
Hipertensão	Sim □	Não □
Quistos	Sim □	Não □
Carcinoma	Sim □	Não □
Em caso afirmativo, está a fazer quimioterapia?	Sim □	Não □

Diagnóstico e testes:

O seu médico efectuou algum exame antes de prescrever o medicamento? Sim □ Não □

Em caso afirmativo, que testes estão a ser realizados? ______________________________

____

Perguntas relacionadas com o parceiro:

Foram efectuados testes ao seu parceiro e a si? Sim □ Não □

Tratamento:

Medicação prescrita: ____________________________________

Indicação: ____________________________________

Data de início: ________________

Dosagem: ________________________________

Há quanto tempo é que estes medicamentos são receitados? ______________________

A-Medicação atual	
Medicamento B-past	

Já tentou engravidar depois de ter iniciado o tratamento? Sim □ Não □

Em caso afirmativo, quais são os resultados? ______________________________

Instruções de utilização: ______________________________

Precauções:

Quais são as precauções que deve tomar relativamente a esta terapêutica, segundo o seu médico? ______________________________

Terapia diferente da que está a ser prescrita;

Está a tomar algum outro medicamento para o efeito, como homeopático ou à base de plantas?

Sim □ Não □

Quem vos recomendou isto? ______________________

Como acha que esta outra terapia está a funcionar para a sua doença? ________________

Terapêutica medicamentosa concomitante;

Está a tomar algum medicamento para qualquer outra doença? Sim □ Não □

Em caso afirmativo, que medicamentos está a utilizar e para que doença? ________________

Tratamento com exceção dos medicamentos

O seu médico recomenda algum procedimento cirúrgico? Sim □ Não □

(Ou) Foi submetido a alguma intervenção cirúrgica relacionada com o seu problema? ______________________________

Já pensou em ter um bebé de proveta? Sim □ Não □

Como é que você e a sua família se sentem em relação a ter um bebé de proveta (FIV)? ______________

Já pensou em fazer uma inseminação artificial a partir de um dador de esperma (IUI)? ____________

O que é que tu e a tua família pensam sobre o assunto? ____________________

Avaliação da conformidade:

O doente sabe como tomar os medicamentos? __________

A atitude do doente em relação à toma de medicamentos? __________

Reação adversa a medicamentos;

Medicamentos	Efeitos adversos registados

Alergias

Nome do medicamento: ________

Descrição dos eventos:

Substituição: ________

Custo:

Qual é o custo (mensal) do medicamento que está a tomar?

___

Foi submetido a alguma intervenção cirúrgica? Em caso afirmativo, qual o custo?

___

Interacções:

Interação medicamentosa:

Interação	Nível de significância	Efeitos	Mecanismos	Sugestões dos médicos

Interação medicamentosa e alimentar:

Alimentação	interação	Efeito	Sugestão

APÊNDICE 2: Factores contributivos

TABLE - 2

CONDITION	PROBLEM	CONTRIBUTORY FACTORS / DISEASES
INABILITY TO CONCIEVE	**TUBAL & OVARIAN INFLAMMATION DAMAGE/ DISTORTION**	**PELVIC INFLAMMATORY DISEASES:** ***STIs – Gonorrhea, Chlamydia & Mycoplasma*** *NONSEXUAL GENITAL TRACT INFECTIONS:* ***Post partum or post abortion infections, Tuberculosis*** **ENDOMETRIOSIS** **EXTENSIVE SURGERY ON REPRODUCTIVE TRACT**
	OVULATION DISORDERS	**HYPOTHALAMIC:** ***anorexia Nervosa, Kalman's Syndrome, psychological disturbances and Obesity*** **PITUITARY:** ***Tumours - Hyper prolactinemia, Sheehan's Syndrome, damage due to surgery/radio therapy*** **OVARIAN:** ***Poly cystic ovarian disease, Premature ovarian failure, Resistant ovary syndrome, damage due to surgery/radio therapy, Stress/Physical exertion/heat, Aging*** **THYROID AND ADRENAL DISORDERS** **PSYCHOSOMATIC** **IMMUNOLOGICAL** **DRUGS –** ***Narcotics., Anticancer, Phenothiazines, Monoamine oxidase inhibitors, Methyldopa, Cimetidine, Salfasalzine*** **TOXINS:** ***lead*** **RADIATION**
	UTERINE, CERVICAL & VAGINAL	**CONGENITAL ANOMALIES :** ***cervical stenosis, transverse vaginal septum*** **HOSTILE CERVICAL MUCUS:** *INFECTIONS:* ***leading to chronic cervicitis*** *PREVIOUS SURGERY ON:* ***cervix, Cryo-therapy, cone biopsy, cervical polyps*** *IMMUNOLOGICAL:* ***Female sperm antibodies*** **DYSPAREUNIA:** ***vulvo-vaginitis, PID, endometriosis, psychosomatic***
PREGNANCY WASTAGE		**INFECTIONS :** ***STIs- Syphilis, Mycoplasma*** ***Systemic infections: Tuberculosis, Malaria, Toxoplasmosis, Schistosomiasis, Filariasis, Leprosy*** **SYSTEMIC DISEASES:** ***Sickle cell disease*** **HORMONAL DISORDRES** **ENVIRONMENTAL: TOXINS:** ***Lead,*** **RADIATION** **ALCOHOL, TOBACCO & DRUGS** **UTERINE DEFECTS, BENIGN & MALIGNANT TUMOURS** **CERVICAL INCOMPETENCE** **PSYCHOSOMATIC & IMMUNOLOGICAL**

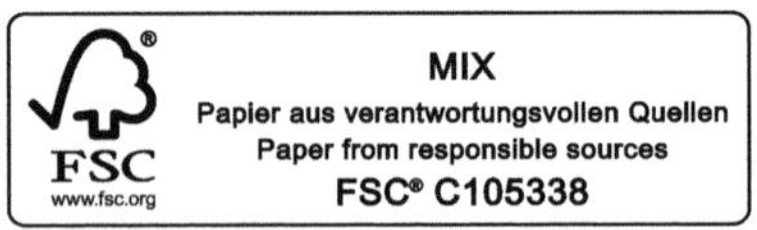

Printed by Books on Demand GmbH, Norderstedt / Germany